FABIENNE YIFRACH
PFLEGE HF 10/2

Wundversorgung Training & Transfer Pflege, Heft 4

Herausgeberschaft der Reihe **Training & Transfer Pflege**
des Curriculumsverbundes ABZ im h.e.p.-Verlag

Christian Bürki
Erziehungsdirektion Kanton Bern
Mittelschul- und Berufsbildungsamt

Heinz Meier
Departement Bildung, Kultur und Sport
Abteilung Berufsbildung und Mittelschule
Kanton Aargau

Christina Vögtli
Bildungsdirektion Kanton Zürich
Mittelschul- und Berufsbildungsamt

Curriculumsverbund Aargau/Bern/Zürich (Hrsg.)

WUNDVERSORGUNG

TRAINING & TRANSFER PFLEGE

Heft 4

hep der bildungsverlag

Kurzchecklisten für die Praxis: www.hep-verlag.ch

der bildungsverlag
www.hep-verlag.ch

Wir danken den folgenden Institutionen für die Unterstützung:
• Höhere Fachschule Gesundheit und Soziales Aarau
• Zentrum für Ausbildung im Gesundheitswesen Kanton Zürich
• Ausbildungszentrum Insel Bern

Wundversorgung
Training & Transfer Pflege, Heft 4
Herausgegeben vom Curriculumsverbund Aargau/Bern/Zürich
Autor: Rocco Umbescheidt, HFGS, Aarau
Bearbeitung: Michael Becker, Berner Bildungszentrum Pflege

ISBN 978-3-03905-318-6

Angaben zur Reihe, weitere Informationen und Materialien zum Heft –
insbesondere die Kurzchecklisten für die Praxis – sind im Internet zu finden unter:
www.hep-verlag.ch

Projektleitung: Martin Schäfer
Umschlag und Gestaltung: Atelier Kurt Bläuer, Bern
Fotos: Nadia Schweizer, Bern
Zeichnungen: Brigit Herrmann, Atelier Herrmann SGD, Gümmenen
Bild S. 33 © medicalpicture GmbH/TZZ

Bibliografische Information der Deutschen Bibliothek:
Die Deutsche Bibliothek verzeichnet diese Publikation in der Deutschen Nationalbibliografie;
detaillierte bibliografische Angaben sind im Internet unter http://dnb.ddb.de abrufbar.

1. Auflage 2008

h.e.p. verlag ag
Bildung.Medien.Kommunikation
Brunngasse 36
CH-3011 Bern

www.hep-verlag.ch

INHALTSVERZEICHNIS

VORWORT

Zum Lehrplan Pflege HF gehört einerseits eine *fundierte schulische Ausbildung*, in der Sie sich als angehende Pflegefachperson die notwendigen theoretischen Kenntnisse erwerben – zum anderen auch eine *praktische Schulung:* In einem Akutspital, einem Pflegeheim, einer psychiatrischen Einrichtung oder einer Spitex-Organisation eignen Sie sich die professionellen Fähigkeiten und Fertigkeiten an und setzen das theoretische Grundwissen um.
Wie muss nun aber der Transfer zwischen den beiden Lernbereichen gestaltet werden, damit jeder Bereich vom anderen optimal profitiert? Wie lässt sich das theoretisch angeeignete Wissen in der Praxis umsetzen? Und wie können in der Praxis erworbene Fähigkeiten und Fertigkeiten theoretisch gefestigt werden? Solche Fragen betreffen den Lernprozess jeder und jedes Studierenden. Die Antworten finden sich am «dritten Lernort», im *Lernbereich Training & Transfer* (LTT).
Im Lehrplan der Kantone Aargau, Bern und Zürich (ABZ) wird den Schnittstellen zwischen Theorie und Praxis viel Gewicht beigemessen. Aus der Überzeugung heraus, dass die Kompetenz, etwas theoretisch Gelerntes in der Praxis umzusetzen bzw. etwas in der Praxis Gelerntes theoretisch zu untermauern, unterstützt und geübt werden will, wurde im Rahmen der Entwicklung des Lehrplans für den LTT ein eigenes Lehrmittel erarbeitet, das nicht bloss im Lehrplan ABZ, sondern bei jeder Ausbildung zur Pflegefachperson HF eingesetzt werden kann.
Mit den 18 Heften der Reihe *Training & Transfer Pflege* möchten wir den Studierenden ein Arbeitsmittel zur Verfügung stellen, das als Transferelement zwischen Theorie und Praxis dienen soll. Jedes Heft basiert auf einem Fallbeispiel, das als Ausgangslage für die Arbeitsaufträge dient. Dabei wird auf dem Vorwissen der Studierenden aufgebaut – mit einem Vorkenntnistest kann der eigene Wissensstand überprüft werden. Alle Arbeitshefte wurden unter Mitwirkung von Berufsfachpersonen aus Praxis und Schule entwickelt. An dieser Stelle danken wir allen Beteiligten herzlich für ihr grosses Engagement bei der Erstellung der Arbeitshefte.

Im Namen der an der Entwicklung des Lehrplans ABZ beteiligten Kantone wünschen wir Ihnen viel Erfolg bei Ihrer Ausbildung!

Die Herausgeber Christian Bürki
Heinz Meier
Christina Vögtli

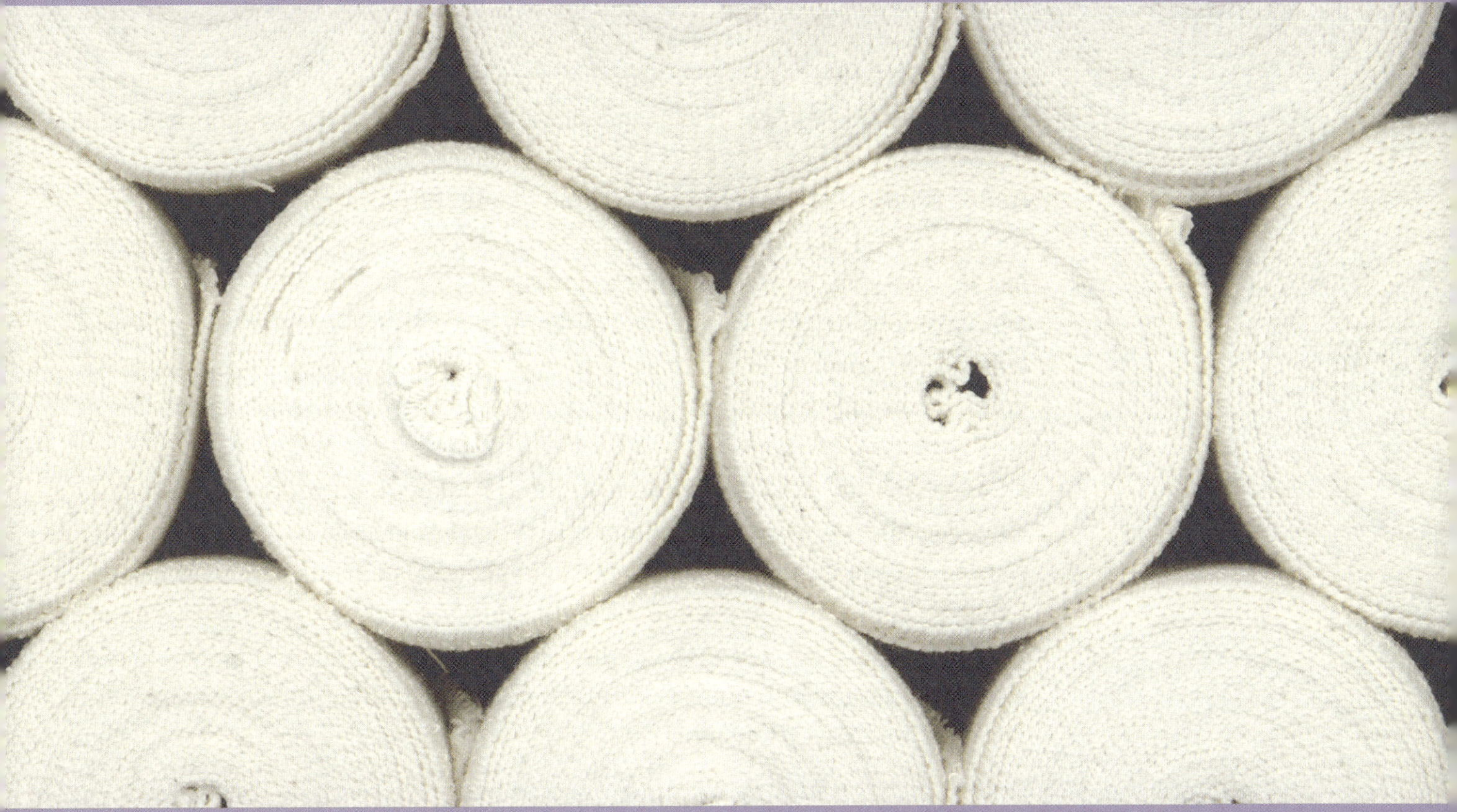

1 EINFÜHRUNG IN DAS THEMA

Wundversorgung: Bei der Versorgung und Behandlung von Wunden halten wir uns an genau definierte Prinzipien.

In diesem Arbeitsheft wird gezeigt, an welche Grundsätze wir uns bei der Wundversorgung halten und wie wir dabei vorgehen.
Die Studierenden repetieren die anatomischen und physiologischen Grundlagen der Wundheilung und das Beobachten von Wunden nach präzisen Kriterien.
Im *Fähigkeits-/Fertigkeitstraining* üben sie die Abläufe des primären und des sekundären Verbandwechsels und dokumentieren auf die Wunde bezogene Beobachtungen.
In der *Erfahrungswerkstatt* erarbeiten sie die Wirkungsweise von Wundtherapeutika und bestimmte pflegerische Interventionen, die die Wundheilung bei der Patientin/beim Patienten begünstigen.
Ziel des Hefts ist es, ein rationelles Vorgehen bei der Behandlung von akuten und chronischen Wunden zu vermitteln, das sich an den Grundsätzen der Wundversorgung orientiert.

Zu den Abläufen bei der Wundbehandlung finden sich übrigens in der aktuellen Fachliteratur durchaus widersprüchliche Angaben. Von Klinik zu Klinik werden unterschiedliche Standards befolgt, und auch die Expertinnen und Experten sind sich in vielem nicht einig. Dies gilt nicht zuletzt für Fragen der Terminologie.
Allgemein gebräuchlich sind die folgenden Begriffe, bei denen wenig Spielraum für Interpretationen besteht:

- *aseptisch* = Handhabung unter sterilen Kautelen, steril.
- *primärer Wundverband* (p.p. = *per primam* [intentionem]) = Wundbehandlung an Wunden, die primär verschlossen wurden, also aseptisch sind.
- *sekundärer Wundverband* (p.s. = *per secundam* [intentionem]) = Wundbehandlung an Wunden, die nicht verschlossen sind und bei denen sich Keime nachweisen lassen (kontaminiert bis septisch).

Gestützt auf aktuelle Definitionen (Vasel-Biergans, *Wundversorgung für die Pflege,* 2005), wird in diesem Arbeitsheft wie folgt unterschieden und unterteilt:
p.p. – sauber (= aseptisch = steril)
p.s. – kontaminiert (Nachweis einzelner, nicht proliferierender Keime),
– kolonisiert (Keimvermehrung ohne Infektion),
– kritisch kolonisiert (Keimvermehrung mit drohender Infektion),
– infiziert (Vorhandensein von mehr als 105 Keimen pro Gramm Gewebe),
– septisch.

Durch die Arbeit mit diesem Heft erwerben Sie sich folgende Kompetenzen:
- Sie begleiten Patienten und Patientinnen mit Wunden einfühlsam und unterstützen sie situationsgerecht.

- Sie führen pflegerische Interventionen im Bereich der primären Wundversorgung sach- und fachgerecht aus.
- Sie führen pflegerische Interventionen im Bereich der sekundären Wundversorgung sach- und fachgerecht aus.

1.1 Lernziele

Die Studierende/der Studierende ...

Kenntnisse

... unterscheidet Wundheilungsphasen.
... erklärt das Vorgehen bei einer Wundversorgung.
... unterscheidet die Wundheilungsversorgung bei primären und sekundären Wunden.
... beugt durch Hygienemassnahmen Wundinfektionen vor.
... zählt für die Wundversorgung verwendete Instrumente auf und erklärt, was beim Umgang mit diesen Instrumenten zu beachten ist.
... beschreibt die Kriterien von Wundverbänden und der Wundbeobachtung anhand des internationalen Wundklassifikationssystems.
... unterscheidet Prinzipien der Wundversorgung und Anwendungsbereiche der verschiedenen Wunddrainagen/ Wundspülungen.
... nennt Grundsätze zur Auswahl von Wundtherapeutika.

Kenntnis/Haltung

... weiss, welche psychosomatischen und sozialen Probleme bei der Patientin oder beim Patienten auftreten können, und
... zählt adäquate Pflegeinterventionen auf.

Kenntnis/Haltung/ Fertigkeit

... übt sich darin, den Wundheilungsgrad nach der internationalen Wundklassifikation zu beurteilen, zu beschreiben und zu dokumentieren.
... führt den Verbandwechsel bei einer primären Wunde unter Berücksichtigung der Hygieneregeln durch und begründet die hierbei angewandten Prinzipien.
... führt den Verbandwechsel bei einer sekundären Wunde unter Berücksichtigung der Hygieneregeln durch und begründet die hierbei angewandten Prinzipien.

1.2 Methoden

Fähigkeits- und Fertigkeitstraining

In der Fähigkeits-/Fertigkeitswerkstatt und im Fähigkeits-/Fertigkeitstraining werden kognitive, psychomotorische und affektive Fähigkeiten gezielt als Vorbereitung für die Praxis trainiert und Fertigkeiten erweitert.
Es werden in strukturierter Form Übungen und Simulationen praxisbezogener Inhalte durchgeführt, in denen die Studierenden von der Beobachtung über die Anleitung und das selbstständige Handeln/Bearbeiten eines Problems hin

zur Reflexion und Auswertung des eigenen Handelns geführt werden. Fähigkeiten, Fertigkeiten und Kompetenzen werden durch Imitation und Simulation der Arbeitswirklichkeit trainiert.
Der Austausch und die Reflexion von praktischen Erfahrungen in einer Lerngruppe erlaubt den Studierenden, Erfahrungen und Handlungen kritisch zu reflektieren und, gestützt durch die Arbeit der Lehrperson, Möglichkeiten des Wissens- bzw. Handlungstransfers auf andere Situationen zu erkennen und einzuüben.
(Auszug aus dem Dokument B1.1 Methodensammlung Version 2 – August 2005 des Lehrplans ABZ HF Pflege)

Erfahrungs- und Erkundungswerkstatt
In der Erfahrungs-/Erkundungswerkstatt des Lernbereichs Training & Transfer werden Phänomene, Gesetze und Prinzipien differenziert erlebt, erfahren, entdeckt, erkundet, wahrgenommen, verstanden und erkannt, sodass Probleme gelöst werden können.
Die Studierenden setzen sich anhand verschiedener methodischer Arrangements und/oder gezielter Aufträge mit den Inhalten auseinander.
Die Aufgaben und Handlungsanweisungen sind von der Lehrperson vorbereitet und strukturiert. Die Aufgaben sollen alle Sinne und Lernbereiche ansprechen. Verschiedene Arbeitsplätze/Arbeitsräume erlauben einen «bewegten Unterricht».
Die Studierenden arbeiten zumeist selbstständig mithilfe eines Arbeitsauftrages/Arbeitspasses. Sie unterstützen sich so weit als möglich gegenseitig.
Der Werkstattunterricht soll den Studierenden ein grosses Mass an Autonomie und Selbstverantwortung erlauben. Die Evaluation erfolgt mittels Selbstkontrolle.
Die Lehrperson unterstützt beratend das individuelle Lernen. Medien werden individuell eingesetzt, je nach Arbeitsauftrag.
(Auszug aus dem Dokument B1.1 Methodensammlung Version 2 – August 2005 des Lehrplans ABZ HF Pflege)

1.3 Fallbeispiel

Herr Mustermann, 55-jährig, liegt seit einigen Tagen auf einer chirurgischen Abteilung. Er litt unter einer Inguinalhernie rechts, die er sich bei einer körperlichen Belastung zugezogen hatte, und musste deshalb operiert werden. Der Eingriff verlief ohne Probleme.
Heute ist der zweite postoperative Tag, und der Arzt hat bei Herrn Mustermann den ersten Verbandwechsel verordnet.
Im Operationsgebiet ist eine Drainage eingelegt, die jedoch kein Sekret mehr fördert. Die Wunde ist reizlos.
Seit mehr als fünfzehn Jahren leidet Herr Mustermann auch an einem Dia-

betes mellitus Typ II. Bedingt durch diese Erkrankung, hat er an den Unterschenkeln und am rechten Fuss eine periphere arterielle Verschlusskrankheit mit insgesamt drei chronisch infizierten Ulcera.
Sie versorgen Herrn M.s Wunden heute zum ersten Mal und finden eitrig belegte Auflagen an den Ulcera vor. Die Wundränder sind gerötet, und während des Verbandwechsels leidet Herr M. sichtlich unter Schmerzen.
Ein schon zuvor durchgeführter Abstrich bestätigt eine Infektion der Wunden an den Unterschenkeln und am Fuss. Auf Ihre Frage, wie sich der Wundzustand im Verlauf der letzten Tage verändert habe, erhalten sie weder im Team noch vom Patienten oder aus der Patientendokumentation Informationen, die Rückschlüsse zulassen.
Trotz intensiver wundtherapeutischer und durchblutungsfördernder Massnahmen treten bei Herrn Mustermann Nekrosen an drei Fusszehen und auf dem Fussrücken auf.
Nach eingehender Beratung wird eine Vorfussamputation durchgeführt. Intraoperativ wird eine Redondrainage in das Wundgebiet eingelegt, die Wunde wird mit Fäden verschlossen.
Die Wundheilung verläuft nun ohne Probleme, sodass am dritten postoperativen Tag nach der Amputation die Drainage und am elften postoperativen Tag die Fäden entfernt werden können.

1.4 Vorkenntnistest

Allgemein

1. Die primäre Wundheilung ist durch glatte, adaptierte Wundränder und das Fehlen von Entzündungszeichen gekennzeichnet.
   - [x] richtig
   - [ ] falsch

2. Bereits vier Stunden nach einer Verletzung ist eine primäre Wundheilung nicht mehr möglich.
   - [ ] richtig
   - [x] falsch

3. Die normale Wundheilung besteht aus vier Phasen und ist nach vier bis sieben Tagen abgeschlossen.
   - [ ] richtig
   - [x] falsch

4. Lokale Faktoren wie Durchblutung, Ruhigstellen und Sterilität sind gewichtige Bestandteile einer erfolgreichen Wundheilung.
   - [x] richtig
   - [ ] falsch

5. *Rubor, Palor* und *Calor* sind Anzeichen einer Entzündung.
   ☐ richtig
   ☒ falsch

Zu den sekundär heilenden Wunden

1. Die sekundäre Wundheilung besteht aus drei Phasen, die – anders als bei der primären Wundheilung – zeitlich verlängert sind.
   ☒ richtig
   ☐ falsch

2. Bei Diabetes mellitus kann es nicht aufgrund von Druckeinwirkung zu einem Ulcus an der betroffenen Hautstelle kommen.
   ☐ richtig
   ☒ falsch

3. Die «Ernährung» der Hautzellen ist bei einer arteriellen Verschlusskrankheit nicht eingeschränkt.
   ☐ richtig
   ☒ falsch

4. Sekundäre Wunden können anhand ihrer Keimbesiedelung klassifiziert werden.
   ☒ richtig
   ☐ falsch

5. Eine Keimbesiedelung mit mehr als 105 Keimen pro Gramm Gewebe wird mit dem Begriff «kontaminiert» bezeichnet.
   ☐ richtig
   ☒ falsch

6. Eine Wundinfektion lässt sich in fünf Kategorien einteilen.
   ☒ richtig
   ☐ falsch

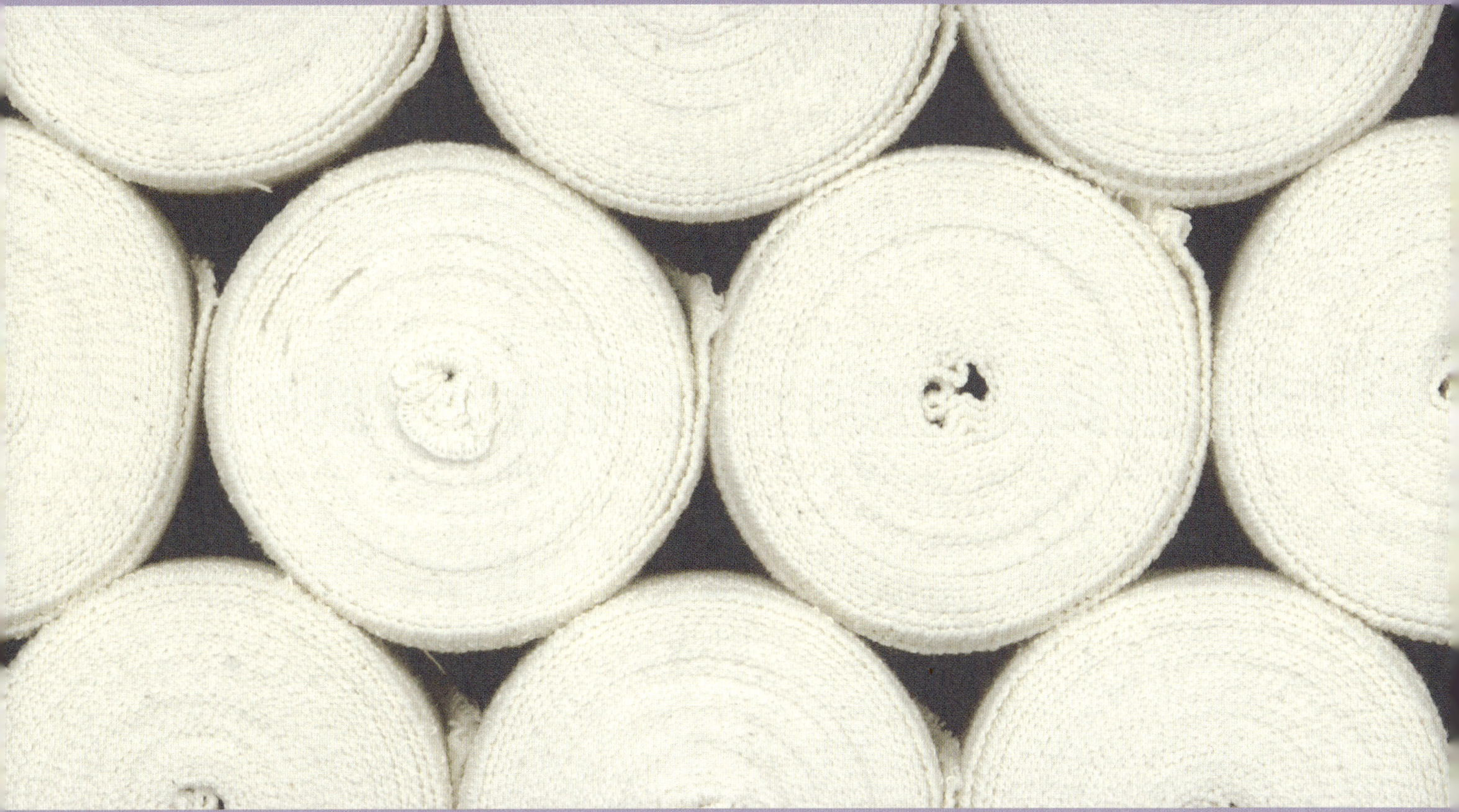

2 HANDLUNGSABLÄUFE

Wir unterscheiden zwischen **primär heilenden Wunden** und **sekundär heilenden Wunden.**

2.1 Primär heilende Wunden

Vorbereitende Arbeitsaufträge

EIN VERBANDWECHSELSET ZUSAMMENSTELLEN UND EINSCHWEISSEN

Lesen Sie zunächst die folgenden Abschnitte.

Umgang mit Sterilgut

Bevor Sie Instrumente und Materialien verpacken, müssen diese sauber, desinfiziert und trocken sein, damit das Sterilisationsverfahren überall gleich wirkt. Die vorhergehende Desinfektion dient dem Personenschutz und der Keimreduktion. Bei der anschliessenden Sterilisation wird eine Keimreduktion um sechs Logstufen angestrebt. Durch das Verpacken nach der Sterilisation wird das Sterilgut vor Rekontamination geschützt.

Einteilung der Medizinprodukte hinsichtlich ihrer Aufbereitung

- *Unkritische Medizinprodukte* kommen nur mit intakter Haut in Berührung → Desinfektion und Reinigung (z. B. EKG-Elektroden).
- *Semikritische Medizinprodukte* kommen mit Schleimhaut oder mit krankhaft veränderter Haut in Berührung.
  - *Einfache Konstruktion,* wenn also keine Scharniere und Hohlräume vorhanden sind → nicht fixierende Vorreinigung, Reinigung, Desinfektion, Sterilisation bei Bedarf.
  - *Aufwendige Konstruktion* mit Hohlräumen, Scharnieren (z. B. flexibles Endoskop) → nicht fixierende Vorreinigung sofort nach der Anwendung, maschinelle Reinigung und Desinfektion, Sterilisation bei Bedarf oder bei der Anwendung in sterilen Körperhöhlen.
- *Kritische Medizinprodukte* – zur Anwendung von Blut, Blutprodukten, sterilen Arzneimitteln, Durchdringung von Haut oder Schleimhaut – werden unterschieden nach
  - *kritisch A* (ohne besondere Anforderungen an die Aufbereitung) und
  - *kritisch B* (mit besonderen Anforderungen an die Aufbereitung) → nicht fixierende Vorreinigung, maschinelle Reinigung und Desinfektion, Dampfsterilisation.
- *Medizinprodukte mit erhöhten Anforderungen* sind solche, bei denen nach erfolgter Reinigung die Effektivität nicht sichtbar ist (z. B. nicht sichtbare Blut- und Zellbestandteile), z. B. Medizinprodukte mit engen Lumina, Hohlräumen mit nur einer Öffnung usw.

Haltbarkeit

Ob verpackte Instrumente und Materialien ihre Sterilität verlieren, hängt nicht davon ab, wie lange sie gelagert wurden, sondern von den Ereignissen, die dem Sterilgut widerfahren. Bei langer Lagerungsdauer ist mit höherer Keimbesiedelung der Oberfläche zu rechnen. Doppelverpackungen bieten im Vergleich zu Einfachverpackungen höheren Schutz vor Oberflächenverkeimung. Ein steriler Einmalartikel darf nach dem Verfallsdatum nicht mehr am Patienten oder an der Patientin angewendet werden. Das Verfallsdatum bezieht sich nicht auf die Sterilität, sondern auf die Materialeigenschaften.

Lagerung

- staubgeschützt (Schrank oder Schublade),
- geschützt vor Beschädigung auf glatten Flächen,
- geschützt vor zu grossen Temperaturschwankungen,
- geschützt vor Feuchtigkeit (z.B. Alkohol, Desinfektionsmittel),
- Lagerdauer entsprechend der Verpackungsart.

Aufgabe

Stellen Sie ein Set für einen primären Verbandwechsel zusammen.

- 1 Schale
- 1 Pinzette
- Rundtupfer

Alle Materialien in den Sterilisationsbeutel geben, beschriften und verschliessen.

INSTRUMENTE ZUR WUNDVERSORGUNG

Ziele

Sie beschreiben Aussehen und Zweck verschiedener Instrumente, die auf einer chirurgischen Station gebraucht werden.

Aufgabe

Schauen Sie sich die verschiedenen Instrumente an und versuchen Sie herauszufinden, wie die Instrumente heissen und wofür sie gebraucht werden. Studieren Sie die unten aufgeführte Literatur. Notieren Sie Fragen und diskutieren Sie diese in der Gruppe und mit der Trainerin/dem Trainer.

Sozialform

Einzelarbeit

Medien

Originale als Anschauungsmaterialien

Zeit

30 Minuten

Literatur

Kirschnick, Olaf (1997): *Pflegeleitfaden für Krankenschwestern und -pfleger* (17. Auflage). München: Urban & Schwarzenberg.

Paetz, Burkhard/Benzinger-König, Brigitte (2004): *Chirurgie für Pflegeberufe* (20., völlig neu bearbeitete Auflage). Stuttgart: Thieme.

Steriles Material bereitstellen – Handlungsablauf

HANDLUNGSSCHRITTE	BESCHREIBUNG	BEGRÜNDUNG	HINWEISE
Vorbereitung			
Eigene Vorbereitung	Klären Sie die bevorstehende Pflegeintervention und schätzen Sie den Materialbedarf ein. Führen Sie eine hygienische Händedesinfektion durch.	Die Intervention soll ökonomisch, prozesshaft und situationsgerecht erfolgen.	Beachten Sie den Hausstandard. Möglicherweise sind fertige Verbandssets vorhanden.
Arbeitsplatz einrichten	Während der Handlung sind im Zimmer Aktivitäten wie Bettenmachen, Reinigungsarbeiten usw. zu unterlassen. Fenster schliessen, Zugluft vermeiden.	Durch Luftbewegungen oder aufgewirbelten Staub können Keime auf das Sterilgut gelangen.	Situationsbezogen: Bettenschutz, Lichtquelle, Sichtschutz. Je nach Hausstandard und Patientensituation: Mund-Nasen-Schutz anlegen, Schutzkittel überziehen, um eine Kontamination des Sterilguts mit pathogenen Keimen zu vermeiden.
	Bereiten Sie den Abfallsack vor.	Der direkte Abwurf muss möglich sein.	
	Sorgen Sie für ausreichende Beleuchtung.	Die Eignungsvariablen des Sterilgutes sollen gut gesichtet werden können.	
Material bereitstellen	Vor der Verwendung: Entnehmen Sie das Material aus den Lagerungsbehältern.		Die Verpackung garantiert nur dann Sterilität, wenn das Sterilgut vor Feuchtigkeit geschützt untergebracht wird.
	Sterilgut- oder Lagerverpackungen müssen nach der Entnahme des Materials unverzüglich wieder verschlossen werden.		Durch falsche Temperatur beim Einschweissen kann Feuchtigkeit oder Kondenswasser entstehen.
	Kontrollieren Sie Sterilisationsdatum, Verfallsdatumsstreifen und Indikator. Ist das Verfallsdatum überschritten (Farbindikator verblasst), nehmen Sie ein neues Set.		
	Kontrollieren Sie, ob Verpackung und Siegelnähte unversehrt sind.		
	Kontrollieren Sie die Etikette oder Produktbeschreibung.		Hausspezifische und industrielle Sets enthalten eine Inhaltsbeschreibung.
	Generell: Öffnen Sie das Material erst kurz vor Gebrauch.		

HANDLUNGSSCHRITTE	BESCHREIBUNG	BEGRÜNDUNG	HINWEISE
Vorbereitung			
Arbeitsfläche vorbereiten	Fixieren Sie den Tisch. Desinfizieren Sie die Arbeitsfläche mit 70%igem Alkohol und Einmaltuch. Beachten Sie dabei die Einwirkzeit.	Die Desinfektion bewirkt eine Reduktion der Keime.	
	Trennen Sie die Arbeitsfläche in einen sterilen und einen unsterilen Bereich.	Um eine Kontamination des Sterilgutes auszuschliessen.	
Für Ruhe sorgen	Bei der Pflegeintervention sollten Sie nach Möglichkeit weder sprechen noch husten.	Ein Abgelenktwerden durch Gespräche und die Übertragung von Keimen auf Material oder Wunde sollen vermieden werden.	
Durchführung			
Non-touch-Methode	Eine Wunde oder ein Verband darf nicht mit ungeschützten Händen berührt werden, es müssen dabei sterile Instrumente oder sterile Handschuhe verwendet werden.	Da die meisten Infektionen, vor allem Wundinfektionen, über die Hände übertragen werden, ist unbedingt die sogenannte Non-touch-Technik anzuwenden.	
Sterilgut öffnen	Vor dem Öffnen einer Sterilgut- oder Lagerverpackung ist diese vom Staub zu befreien. Falls das Sterilgut beschädigt ist oder aus Versehen unsteril wird, darf es nicht mehr benutzt werden.	Um eine Kontamination des Sterilgutes auszuschliessen.	Bewegen Sie Materialien nie über ein steriles Feld. Vermeiden Sie Berührungen mit den Verpackungsrändern des Sterilguts.
	Sterilverpackungen «aufpeelen» und die Verpackung nicht mit dem Sterilgut durchstechen. Halten Sie die Materialien beim Öffnen von sich entfernt.		Primär- und Sekundärverpackungen dürfen erst unmittelbar vor Gebrauch geöffnet werden.
	Entnehmen Sie das Verbrauchsmaterial, berühren Sie dabei die Ränder nicht.		
	Halten Sie Abstand, vermeiden Sie, dass beim Öffnen Staub aufgewirbelt wird.		

HANDLUNGSSCHRITTE	BESCHREIBUNG	BEGRÜNDUNG	HINWEISE
Durchführung			
Sterilgut platzieren	Legen Sie das Material steril ab. Platzieren Sie es auf der Fläche, geordnet nach sterilen und unsterilen Materialien.		
Lösungen eingiessen	Zeigen Sie die Etikette vor, prüfen Sie den Inhalt, öffnen Sie die Flasche, ohne den Rand zu berühren. Platzieren Sie das Gefäss am Tischrand, giessen Sie die benötigte Lösungsmenge in die Schale und halten Sie dabei Abstand. Die Tupfer sollten mit der Lösung getränkt sein.		In der Regel wird eine 0,9%-NaCl-Lösung oder eine Ringer-Lösung verwendet. Beachten Sie die Hausstandards.
Sterilgut verwenden	Je nach Pflegeintervention unterschiedlich.		
Nachsorge			
Material entsorgen	Je nach Pflegeintervention unterschiedlich.		Beispiel vgl. Handlungsablauf *Primärer Verbandwechsel.*

STERILES MATERIAL BEREITSTELLEN – ARBEITSAUFTRAG

Auftrag

Führen Sie auf der Grundlage des vorbereitenden Arbeitsauftrags *Verbandwechselset zusammenstellen und einschweissen* und des Handlungsablaufs *Steriles Material bereitstellen* die entsprechenden Handlungen durch.

Sozialform

Gruppenarbeit

Verteilen Sie nach der Demonstration folgende Rollen:

- 1 Pflegefachperson
- 1 Beobachterin/Beobachter

Medien

Sie benutzen den Handlungsablauf und die Beobachtungscheckliste, anhand deren Sie nach der Demonstration üben und die Ausführungen überprüfen können.
Nach Durchführung der Übung und Feedback werden die Rollen gewechselt.

Zeit

60 Minuten

Feedback nach der Übung

Pflegefachperson

- Was ist mir gut gelungen?
- Wo fühlte ich mich sicher?
- Wo traten Schwierigkeiten oder Unsicherheiten auf?
- Welche Erkenntnisse ziehe ich daraus?

Anschliessend gibt auch die Beobachterin/der Beobachter zu folgenden Punkten ein Feedback:

Beobachter/ Beobachterin

- Wurde das benötigte Material vollständig und korrekt gerichtet?
- War das Vorgehen gemäss der Beobachtungscheckliste sorgfältig und korrekt?
- Wurde bei Unklarheiten nachgefragt?
- Wurden die Prinzipien der Hygieneregeln eingehalten?

Steriles Material bereitstellen – Beobachtungscheckliste

HANDLUNGSSCHRITTE	BESCHREIBUNG	BEGRÜNDUNG	BEOBACHTUNGEN
Vorbereitung			
Eigene Vorbereitung	Klären Sie die bevorstehende Pflegeintervention und schätzen Sie den Materialbedarf ein. Führen Sie eine hygienische Händedesinfektion durch.	Die Intervention soll ökonomisch, prozesshaft und situationsgerecht erfolgen.	☐ richtig ☐ falsch ☐ nicht ausgeführt
Arbeitsplatz einrichten	Während der Handlung sind im Zimmer Aktivitäten wie Bettenmachen, Reinigungsarbeiten usw. zu unterlassen. Fenster schliessen, Zugluft vermeiden.	Durch Luftbewegungen oder aufgewirbelten Staub können Keime auf das Sterilgut gelangen.	☐ richtig ☐ falsch ☐ nicht ausgeführt
	Bereiten Sie den Abfallsack vor. Sorgen Sie für ausreichende Beleuchtung.	Der direkte Abwurf muss möglich sein. Die Eignungsvariablen des Sterilgutes sollen gut gesichtet werden können.	☐ richtig ☐ falsch ☐ nicht ausgeführt
Material bereitstellen	Vor der Verwendung: Entnehmen Sie das Material aus den Lagerungsbehältern. Sterilgut- oder Lagerverpackungen müssen nach der Entnahme des Materials unverzüglich wieder verschlossen werden. Kontrollieren Sie Sterilisationsdatum, Verfallsdatumsstreifen und Indikator. Ist das Verfallsdatum überschritten (Farbindikator verblasst), nehmen Sie ein neues Set. Kontrollieren Sie, ob Verpackung und Siegelnähte unversehrt sind. Kontrollieren Sie die Etikette oder Produktbeschreibung. Generell: Öffnen Sie das Material erst kurz vor Gebrauch.		☐ richtig ☐ falsch ☐ nicht ausgeführt

HANDLUNGSSCHRITTE	BESCHREIBUNG	BEGRÜNDUNG	BEOBACHTUNGEN
Vorbereitung			
Arbeitsfläche vorbereiten	Fixieren Sie den Tisch. Desinfizieren Sie die Arbeitsfläche mit 70%igem Alkohol und Einmaltuch. Beachten Sie dabei die Einwirkzeit.	Die Desinfektion bewirkt eine Reduktion der Keime.	☐ richtig ☐ falsch ☐ nicht ausgeführt
	Trennen Sie die Arbeitsfläche in einen sterilen und einen unsterilen Bereich.	Um eine Kontamination des Sterilgutes auszuschliessen.	☐ richtig ☐ falsch ☐ nicht ausgeführt
Für Ruhe sorgen	Bei der Pflegeintervention sollten Sie nach Möglichkeit weder sprechen noch husten.	Ein Abgelenktwerden durch Gespräche und die Übertragung von Keimen auf Material oder Wunde sollen vermieden werden.	☐ richtig ☐ falsch ☐ nicht ausgeführt
Durchführung			
Non-touch-Methode	Eine Wunde oder ein Verband darf nicht mit ungeschützten Händen berührt werden, es müssen dabei sterile Instrumente oder sterile Handschuhe verwendet werden.	Da die meisten Infektionen, vor allem Wundinfektionen, über die Hände übertragen werden, ist unbedingt die sogenannte Non-touch-Technik anzuwenden.	☐ richtig ☐ falsch ☐ nicht ausgeführt
Sterilgut öffnen	Vor dem Öffnen einer Sterilgut- oder Lagerverpackung ist diese vom Staub zu befreien. Falls das Sterilgut beschädigt ist oder aus Versehen unsteril wird, darf es nicht mehr benutzt werden.	Um eine Kontamination des Sterilgutes auszuschliessen.	☐ richtig ☐ falsch ☐ nicht ausgeführt
	Sterilverpackungen «aufpeelen» und die Verpackung nicht mit dem Sterilgut durchstechen. Halten Sie die Materialien beim Öffnen von sich entfernt. Entnehmen Sie das Verbrauchsmaterial, berühren Sie dabei die Ränder nicht.		☐ richtig ☐ falsch ☐ nicht ausgeführt
	Halten Sie Abstand, vermeiden Sie, dass beim Öffnen Staub aufgewirbelt wird.		☐ richtig ☐ falsch ☐ nicht ausgeführt

HANDLUNGSSCHRITTE	BESCHREIBUNG	BEGRÜNDUNG	BEOBACHTUNGEN
Durchführung			
Sterilgut platzieren	Legen Sie das Material steril ab. Platzieren Sie es auf der Fläche, geordnet nach sterilen und unsterilen Materialien.		☐ richtig ☐ falsch ☐ nicht ausgeführt
Lösungen eingiessen	Zeigen Sie die Etikette vor, prüfen Sie den Inhalt, öffnen Sie die Flasche, ohne den Rand zu berühren. Platzieren Sie das Gefäss am Tischrand, giessen Sie die benötigte Lösungsmenge in die Schale und halten Sie dabei Abstand. Die Tupfer sollten mit der Lösung getränkt sein.		☐ richtig ☐ falsch ☐ nicht ausgeführt
Sterilgut verwenden	Je nach Pflegeintervention unterschiedlich.		☐ richtig ☐ falsch ☐ nicht ausgeführt
Nachsorge			
Material entsorgen	Je nach Pflegeintervention unterschiedlich.		☐ richtig ☐ falsch ☐ nicht ausgeführt

Notizen

Verbandwechsel bei einer primär heilenden Wunde – Handlungsablauf

HANDLUNGSSCHRITTE	BESCHREIBUNG	BEGRÜNDUNG	HINWEISE
Vorbereitung			
Sich informieren	Informieren Sie sich in der Wunddokumentation über die Verbandstechnik, das Aussehen der Wunde (Wunddokumentation/Wundfoto vorhanden?) und den Verlauf der Therapie.	So stellen Sie sicher, dass alle notwendigen Materialien vorhanden sind, und verhindern zugleich, dass die Heilung der Wunde durch stetig wechselnde Wundversorgung beeinträchtigt wird.	Bei aseptischer Wunde erfolgt der erste postoperative Verbandwechsel frühestens nach 48 Stunden (die Wunde ist dann oberflächlich verschlossen). Ausnahmen auf ärztliche Anordnung.
Schmerzmanagement	Prüfen Sie, ob vor dem Verbandwechsel Schmerzmittel verabreicht werden müssen.	Es sollen nicht unbedachterweise Schmerzen verursacht werden.	Verabreichen Sie gegebenenfalls nach schriftlicher ärztlicher Anordnung frühzeitig *vor* dem Verbandwechsel ein Schmerzmedikament.
Patientin/Patienten informieren	Erklären Sie Anlass und Vorgehen beim Verbandwechsel.	Die Patientin/der Patient weiss, welche Intervention an ihm/ihr geplant ist.	
Arbeitsplatz einrichten	Unterlassen Sie während der Massnahme Aktivitäten wie Bettenmachen, Reinigungsarbeiten usw., vermeiden Sie Zugluft. Bringen Sie das Bett auf Arbeitshöhe.	Durch Luftbewegungen und aufgewirbelten Staub können Keime in das Wundgebiet gelangen. Eine rückenschonende Arbeitsweise wird gewährleistet.	Situationsbezogen: Bettschutz, Lichtquelle, Sichtschutz.
Lagerung nach Lokalisation der Wunde	Bringen Sie die Patientin/den Patienten in eine entspannte, das Wundgebiet entlastende Lage, legen Sie den Bettschutz ein.	Das Wundgebiet sollte beim Verbandwechsel nicht unter Spannung stehen; durch entlastende Lagerung wird die Situation für die Patientin/den Patienten angenehmer.	

HANDLUNGSSCHRITTE	BESCHREIBUNG	BEGRÜNDUNG	HINWEISE
Durchführung			
Hygiene	Führen Sie eine hygienische Händedesinfektion durch.		
	Streifen Sie, wenn nötig, Mund- und Haarschutz über, ziehen Sie einen Schutzkittel oder eine Einmalschürze an.		Wenn in Hygienevorschriften des Hauses gefordert. *Empfehlung:* Ein Verbandwechsel lässt sich leichter von zwei Pflegekräften durchführen. Wird er von einer Person allein durchgeführt, muss die sterile Arbeitsfläche sorgfältig vorbereitet werden, um zu vermeiden, dass die Arbeit unterbrochen werden muss.
Material auf sauberer Arbeitsfläche richten	Verbandsstoffe, Fixierhilfen, unsterile Handschuhe, sterile Kompressen, sterile Schere, sterile Pinzetten, sterile Schale, Wundreinigungslösung, gegebenenfalls sterile Handschuhe, Pflasterverband.	Prüfen Sie die Kriterien für einen Wundverband gemäss den vorgängigen Unterrichtsinhalten.	Prüfen Sie die Handschuhe auf ihre Eignung (Latex/Vinyl). *Cave:* Der/die Durchführende ist für Unversehrtheit und Sterilität des Materials verantwortlich.
	Bereiten Sie die Fläche gemäss Handlungsablauf *Steriles Material bereitstellen* vor.	Die Verwendung steriler Instrumente oder Handschuhe reduziert die Gefahr einer Wundinfektion (Non-touch-Technik).	Pflaster vorab zuschneiden.
	Abwurf (Abfallbehälter des Zimmers, Behälter des Verbandwagens).	So ist ein aseptisches Vorgehen gewährleistet.	
Für Ruhe sorgen	Sprechen Sie während des Verbandwechsels möglichst wenig.	Ablenkung durch Gespräche und eine Übertragung von Keimen auf Material oder Wunde sollen vermieden werden.	
	Decken Sie die Intimzone der Patientin/des Patienten ab.		
	Informieren Sie die Patientin/den Patienten noch einmal über die nun folgenden Handlungsschritte.		

HANDLUNGSSCHRITTE	BESCHREIBUNG	BEGRÜNDUNG	HINWEISE
Durchführung			
Hygiene	Führen Sie eine hygienische Händedesinfektion durch. Ziehen Sie unsterile Handschuhe an.	Eine Kontamination der aseptischen Wunde durch Keime soll vermieden werden.	
Alten Verband entfernen	Entfernen Sie den Verband bis auf die letzte Gaze mit Handschuhen, beobachten und entsorgen Sie ihn, eingestülpt in die Handschuhe.	So lässt sich die Sekretion am Verband einschätzen.	
	Entfernen Sie die letzte Gaze mit einer anatomischen Pinzette, beurteilen Sie die Gaze nach ihrem Aussehen und Geruch, bevor sie entsorgt wird.	Non-touch-Technik, Schutz des Wundgebietes und der/des Handelnden.	Wenn die letzte Gaze direkt mit dem Verband entfernt werden kann, muss keine Pinzette verwendet werden.
	Legen Sie anschliessend die Pinzette in die Nierenschale.		
Hygiene	Erneute hygienische Händedesinfektion.		
Wundbeobachtung	Beobachten Sie während der Einwirkzeit der Händedesinfektion die Wunde und beurteilen Sie sie nach den Kriterien der Wundbeobachtung.	So können Sie den Heilungsverlauf bestimmen und Komplikationen erkennen.	
Wundreinigung	Ziehen Sie zu Ihrem eigenen Schutz gegebenenfalls unsterile Handschuhe an.		
	Die Wunde wird mit einer Pinzette und einer kleinen Gaze von innen nach aussen gereinigt.		Es wird von keimarm (Wunde) nach keimreich (Haut) gewischt.
	Legen Sie die Pinzette nach Gebrauch in die Nierenschale.	Damit wird die Pinzette als benutzt deklariert und darf nicht mehr verwendet werden.	Wenn Handkontakt mit der Wunde nötig ist, ziehen Sie gegebenenfalls sterile Handschuhe an.

HANDLUNGSSCHRITTE	BESCHREIBUNG	BEGRÜNDUNG	HINWEISE
Durchführung			
Wundtherapie	Wählen Sie den Wundverband nach Hausstandard/ Verordnung und bringen Sie ihn produktspezifisch auf.	Kontinuität in der Wundtherapie ist notwendig, damit deren Wirkungsweise überprüft werden kann.	Informieren Sie bei Veränderung/Komplikation die Ärztin oder den Arzt.
Nachsorge			
Material entsorgen	Verschliessen und entsorgen Sie den Abwurfbeutel im Zimmer der Patientin/des Patienten. Hygienische Händedesinfektion.	Die Vermehrung der Keime im Zimmer der Patientin/des Patienten oder auf der Station soll vermieden werden – Prävention nosokomialer Infektionen.	
Lagerung	Lassen Sie die Patientin/den Patienten eine bequeme und schmerzfreie Lage einnehmen. Achten Sie auf Spannungsfreiheit im Wundgebiet.		
Hygiene	Verwahren Sie das Material ausserhalb des Zimmers. Reinigen und desinfizieren Sie die Arbeitsfläche (Feucht-Wischdesinfektion). Führen Sie eine hygienische Händedesinfektion durch.	So beugen Sie einer Keimübertragung vor.	
Dokumentation	Nehmen Sie die Eintragung im Durchführungsnachweis mit Uhrzeit und Initialen vor. In den Pflegebericht gehört eine Wundbeschreibung mit Uhrzeit und Unterschrift. Messen Sie gegebenenfalls die Wunde aus und fotografieren Sie sie (nach Einwilligung der Patientin/des Patienten).	So stellen Sie sicher, dass die Wundtherapie für das Pflegeteam und andere Therapieeinheiten transparent ist und der Verlauf der Wundheilung sichtbar wird. Die Persönlichkeitsrechte der Patientin/des Patienten müssen geschützt werden.	Benützen Sie das hausinterne Wundprotokoll, legen Sie der Verlaufsdokumentation gegebenenfalls ein Foto bei.

VERBANDWECHSEL BEI EINER PRIMÄR HEILENDEN WUNDE – ARBEITSAUFTRAG

Auftrag

Führen Sie auf der Grundlage der Handlungsabläufe *Steriles Material bereitstellen* und *Verbandwechsel einer primär heilenden Wunde* die entsprechenden Handlungen korrekt durch.

Sozialform

Gruppenarbeit

Verteilen Sie nach der Demonstration folgende Rollen:
- 1 Pflegefachperson
- 1 Patientin/Patient
- 1 Beobachterin/Beobachter

Medien

Sie benutzen den Handlungsablauf und die Beobachtungscheckliste, anhand deren Sie nach der Demonstration üben und die Ausführungen überprüfen können.
Nach Durchführung der Übung und Feedback werden die Rollen gewechselt.

Zeit

60 Minuten

Feedback nach der Übung

Pflegefachperson

- Was ist mir gut gelungen?
- Wo fühlte ich mich sicher?
- Wo traten Schwierigkeiten oder Unsicherheiten auf?
- Welche Erkenntnisse ziehe ich daraus?

Patientin/Patient

- Wie wurde ich in die Handlung einbezogen?
- Wurde ich umfassend informiert?
- War die Lagerung angenehm?
- Wurde die Intimsphäre geschützt?
- Wurden Fragen im Anschluss an den Verbandwechsel befriedigend beantwortet?

Beobachterin/ Beobachter

- Wurde das benötigte Material vollständig und korrekt gerichtet?
- War das Vorgehen gemäss der Beobachtungscheckliste sorgfältig und korrekt?
- Wurde bei Unklarheiten nachgefragt?
- Wurden die Prinzipien der Hygieneregeln eingehalten?

Verbandwechsel bei einer primär heilenden Wunde – Beobachtungscheckliste

HANDLUNGSSCHRITTE	BESCHREIBUNG	BEGRÜNDUNG	BEOBACHTUNGEN
Vorbereitung			
Sich informieren	Informieren Sie sich in der Wunddokumentation über die Verbandstechnik, das Aussehen der Wunde (Wunddokumentation/Wundfoto vorhanden?) und den Verlauf der Therapie.	So stellen Sie sicher, dass alle notwendigen Materialien vorhanden sind, und verhindern zugleich, dass die Heilung der Wunde durch stetig wechselnde Wundversorgung beeinträchtigt wird.	☐ richtig ☐ falsch ☐ nicht ausgeführt
Schmerzmanagement	Prüfen Sie, ob vor dem Verbandwechsel Schmerzmittel verabreicht werden müssen.	Es sollen nicht unbedachterweise Schmerzen verursacht werden.	☐ richtig ☐ falsch ☐ nicht ausgeführt
Patientin/Patienten informieren	Erklären Sie Anlass und Vorgehen beim Verbandwechsel.	Die Patientin/der Patient weiss, welche Intervention an ihm/ihr geplant ist.	☐ richtig ☐ falsch ☐ nicht ausgeführt
Arbeitsplatz einrichten	Unterlassen Sie während der Massnahme Aktivitäten wie Bettenmachen, Reinigungsarbeiten usw., vermeiden Sie Zugluft.	Durch Luftbewegungen und aufgewirbelten Staub können Keime in das Wundgebiet gelangen.	☐ richtig ☐ falsch ☐ nicht ausgeführt
	Bringen Sie das Bett auf Arbeitshöhe.	Eine rückenschonende Arbeitsweise wird gewährleistet.	☐ richtig ☐ falsch ☐ nicht ausgeführt
Lagerung nach Lokalisation der Wunde	Bringen Sie die Patientin/den Patienten in eine entspannte, das Wundgebiet entlastende Lage, legen Sie den Bettschutz ein.	Das Wundgebiet sollte beim Verbandwechsel nicht unter Spannung stehen; durch entlastende Lagerung wird die Situation für die Patientin/den Patienten angenehmer.	☐ richtig ☐ falsch ☐ nicht ausgeführt

HANDLUNGSSCHRITTE	BESCHREIBUNG	BEGRÜNDUNG	BEOBACHTUNGEN
Durchführung			
Hygiene	Führen Sie eine hygienische Händedesinfektion durch.		☐ richtig ☐ falsch ☐ nicht ausgeführt
	Streifen Sie, wenn nötig, Mund- und Haarschutz über, ziehen Sie einen Schutzkittel oder eine Einmalschürze an.		
Material auf sauberer Arbeitsfläche richten	Verbandsstoffe, Fixierhilfen, unsterile Handschuhe, sterile Kompressen, sterile Schere, sterile Pinzetten, sterile Schale, Wundreinigungslösung, gegebenenfalls sterile Handschuhe, Pflasterverband.	Prüfen Sie die Kriterien für einen Wundverband gemäss den vorgängigen Unterrichtsinhalten.	☐ richtig ☐ falsch ☐ nicht ausgeführt
	Bereiten Sie die Fläche gemäss Handlungsablauf *Steriles Material bereitstellen* vor.	Die Verwendung steriler Instrumente oder Handschuhe reduziert die Gefahr einer Wundinfektion (Non-touch-Technik).	☐ richtig ☐ falsch ☐ nicht ausgeführt
	Abwurf (Abfallbehälter des Zimmers, Behälter des Verbandwagens).	So ist ein aseptisches Vorgehen gewährleistet.	
Für Ruhe sorgen	Sprechen Sie während des Verbandwechsels möglichst wenig.	Ablenkung durch Gespräche und eine Übertragung von Keimen auf Material oder Wunde sollen vermieden werden.	☐ richtig ☐ falsch ☐ nicht ausgeführt
	Decken Sie die Intimzone der Patientin/des Patienten ab.		
	Informieren Sie die Patientin/den Patienten noch einmal über die nun folgenden Handlungsschritte.		☐ richtig ☐ falsch ☐ nicht ausgeführt
Hygiene	Führen Sie eine hygienische Händedesinfektion durch. Ziehen Sie unsterile Handschuhe an.	Eine Kontamination der aseptischen Wunde durch Keime soll vermieden werden.	☐ richtig ☐ falsch ☐ nicht ausgeführt

HANDLUNGSSCHRITTE	BESCHREIBUNG	BEGRÜNDUNG	BEOBACHTUNGEN
Durchführung			
Alten Verband entfernen	Entfernen Sie den Verband bis auf die letzte Gaze mit Handschuhen, beobachten und entsorgen Sie ihn, eingestülpt in die Handschuhe. Entfernen Sie die letzte Gaze mit einer anatomischen Pinzette, beurteilen Sie die Gaze nach ihrem Aussehen und Geruch, bevor sie entsorgt wird. Legen Sie anschliessend die Pinzette in die Nierenschale.	So lässt sich die Sekretion am Verband einschätzen. Non-touch-Technik, Schutz des Wundgebietes und der/des Handelnden.	☐ richtig ☐ falsch ☐ nicht ausgeführt
Hygiene	Erneute hygienische Händedesinfektion.		☐ richtig ☐ falsch ☐ nicht ausgeführt
Wundbeobachtung	Beobachten Sie während der Einwirkzeit der Händedesinfektion die Wunde und beurteilen Sie sie nach den Kriterien der Wundbeobachtung.	So können Sie den Heilungsverlauf bestimmen und Komplikationen erkennen.	☐ richtig ☐ falsch ☐ nicht ausgeführt
Wundreinigung	Ziehen Sie zu Ihrem eigenen Schutz gegebenenfalls unsterile Handschuhe an. Die Wunde wird mit einer Pinzette und einer kleinen Gaze von innen nach aussen gereinigt. Legen Sie die Pinzette nach Gebrauch in die Nierenschale.	Damit wird die Pinzette als benutzt deklariert und darf nicht mehr verwendet werden.	☐ richtig ☐ falsch ☐ nicht ausgeführt
Wundtherapie	Wählen Sie den Wundverband nach Hausstandard/Verordnung und bringen Sie ihn produktspezifisch auf.	Kontinuität in der Wundtherapie ist notwendig, damit deren Wirkungsweise überprüft werden kann.	☐ richtig ☐ falsch ☐ nicht ausgeführt

HANDLUNGSSCHRITTE	BESCHREIBUNG	BEGRÜNDUNG	BEOBACHTUNGEN
Nachsorge			
Material entsorgen	Verschliessen und entsorgen Sie den Abwurfbeutel im Zimmer der Patientin/des Patienten.	Die Vermehrung der Keime im Zimmer der Patientin/des Patienten oder auf der Station soll vermieden werden – Prävention nosokomialer Infektionen.	☐ richtig ☐ falsch ☐ nicht ausgeführt
	Hygienische Händedesinfektion.		☐ richtig ☐ falsch ☐ nicht ausgeführt
Lagerung	Lassen Sie die Patientin/den Patienten eine bequeme und schmerzfreie Lage einnehmen. Achten Sie auf Spannungsfreiheit im Wundgebiet.		☐ richtig ☐ falsch ☐ nicht ausgeführt
Hygiene	Verwahren Sie das Material ausserhalb des Zimmers. Reinigen und desinfizieren Sie die Arbeitsfläche (Feucht-Wischdesinfektion). Führen Sie eine hygienische Händedesinfektion durch.	So beugen Sie einer Keimübertragung vor.	☐ richtig ☐ falsch ☐ nicht ausgeführt
Dokumentation	Nehmen Sie die Eintragung im Durchführungsnachweis mit Uhrzeit und Initialen vor. In den Pflegebericht gehört eine Wundbeschreibung mit Uhrzeit und Unterschrift. Messen Sie gegebenenfalls die Wunde aus und fotografieren Sie sie (nach Einwilligung der Patientin/des Patienten).	So stellen Sie sicher, dass die Wundtherapie für das Pflegeteam und andere Therapieeinheiten transparent ist und der Verlauf der Wundheilung sichtbar wird. Die Persönlichkeitsrechte der Patientin/des Patienten müssen geschützt werden.	☐ richtig ☐ falsch ☐ nicht ausgeführt

2.2 Sekundär heilende Wunden

Vorbereitender Arbeitsauftrag

WUNDBEOBACHTUNG UND DOKUMENTATION

Ziele

Sie üben sich darin, den Wundheilungsgrad nach der internationalen Wundklassifikation (siehe Anhang S. 82) zu beurteilen, anhand definierter Parameter zu beschreiben und zu dokumentieren.

Aufgaben

Schauen Sie sich auf der Bildtafel gegenüber das Bild vom 02.10.2000 an. Darauf ist der Unterschenkel-Ulcus von Herrn Mustermann zu sehen.

- Beschreiben Sie die Wunde mithilfe der Kriterien der internationalen Wundklassifikation zur Wundbeobachtung und dokumentieren Sie Ihre Beobachtungen auf dem Wundprotokoll im Anhang (S. 80 f.).
- Wie würden Sie die Wunde reinigen?
- Welche Art der Wundtherapie würden Sie einsetzen? Bitte begründen Sie Ihre Aussage.

Sehen Sie sich auch die übrigen Bilder an – die ganze Bildserie dokumentiert eine erfolgreiche Wundbehandlung und den Heilungsprozess.

- Versuchen Sie, anhand des Wundprotokolls die Wunde zu Beginn und gegen Ende der Behandlung zu beurteilen.

Sozialform

Partnerarbeit

Medien

Bildmaterial, Textmaterial

Zeit

45 Minuten

Literatur

Vasel-Biergans, Anette (2005), *Wundversorgung für die Pflege. Ein Praxisbuch für die Pflege.* Stuttgart: Wissenschaftliche Verlagsgesellschaft.

Kellnhauser, Edith, et al. (2004): *THIEMEs Pflege. Professionalität erleben.* (10. Auflage). Stuttgart: Thieme.

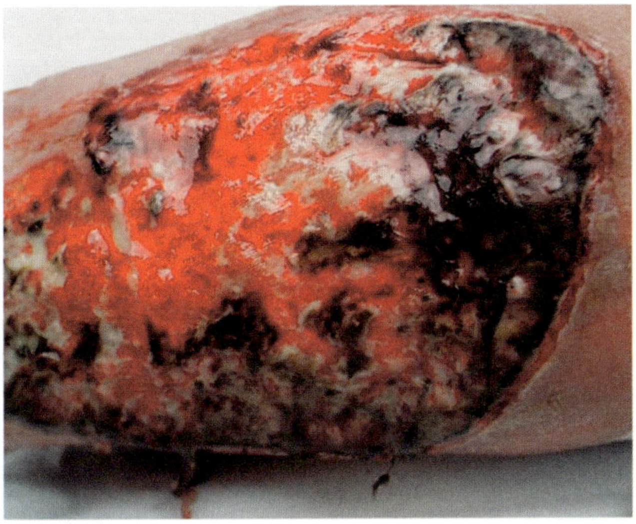

11.09.2000

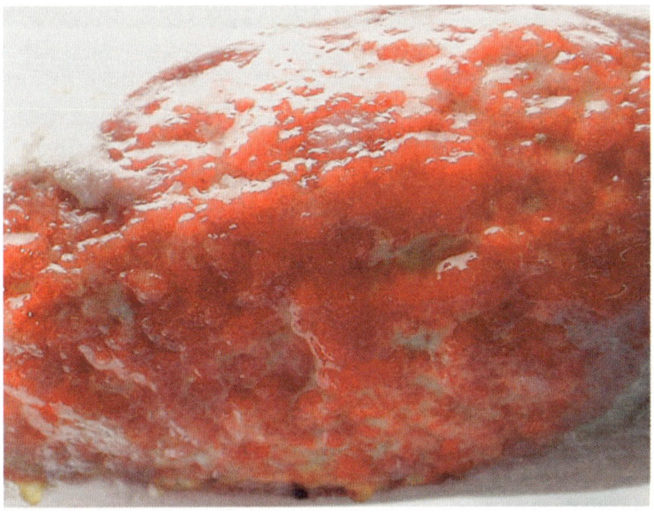

25.09.2000

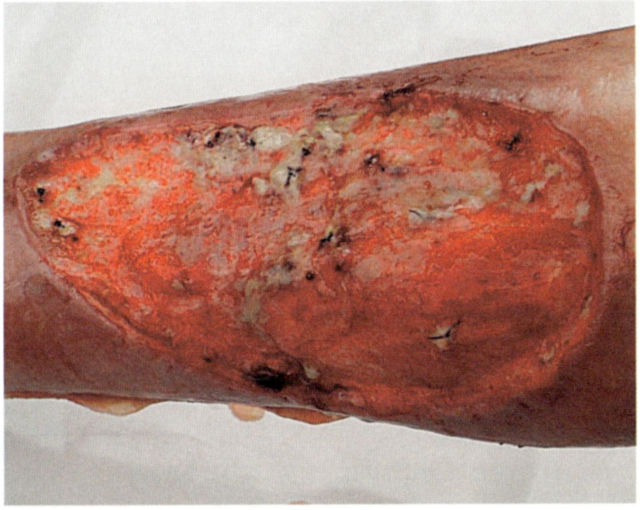

02.10.2000

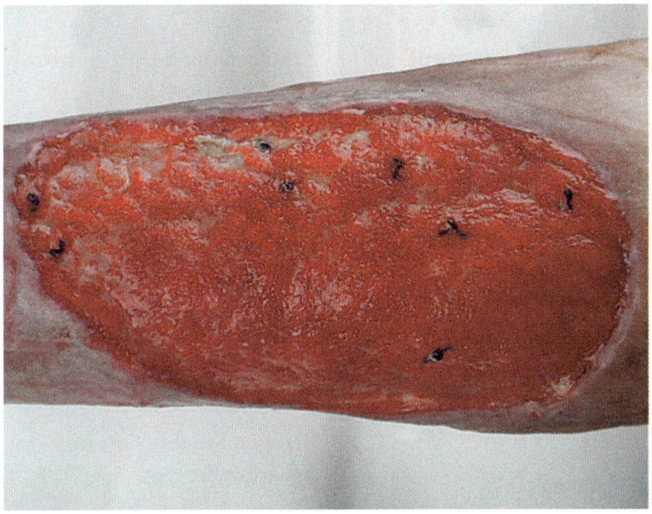

25.10.2000

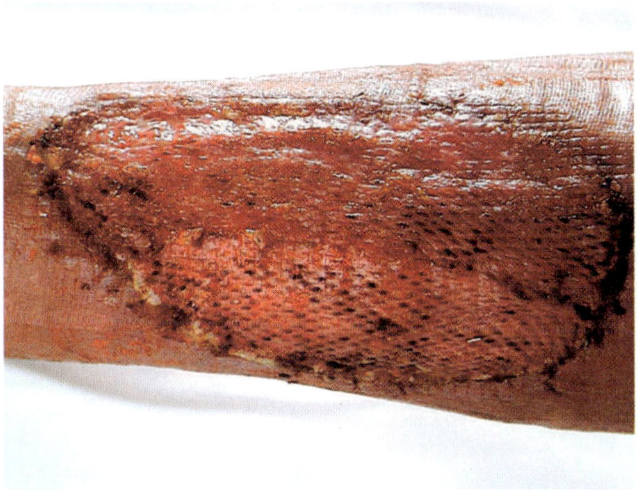

09.11.2000

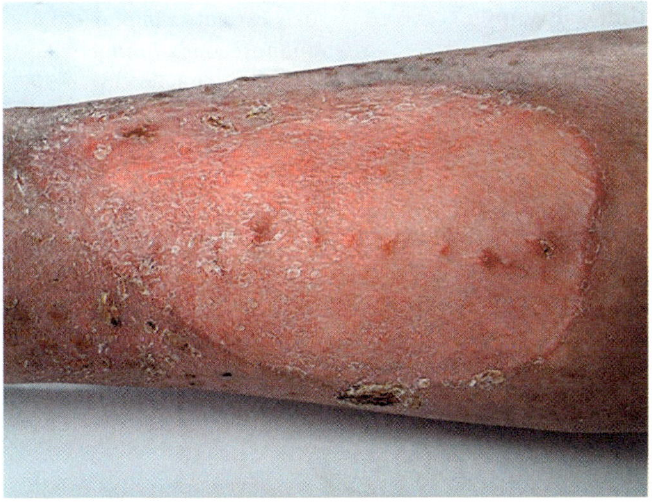

09.01.2001

Verbandwechsel bei einer sekundär heilenden Wunde – Handlungsablauf

HANDLUNGSSCHRITTE	BESCHREIBUNG	BEGRÜNDUNG	HINWEISE
Vorbereitung			
Sich informieren	Informieren Sie sich in der Wunddokumentation über die Verbandstechnik, das Aussehen der Wunde (Wunddokumentation/Wundfoto vorhanden?) und den Verlauf der Therapie.	So stellen Sie sicher, dass alle notwendigen Materialien vorhanden sind, und verhindern, dass die Heilung durch ständig wechselnde Wundversorgung beeinträchtigt wird.	Bei infizierten Wunden findet ein Verbandwechsel je nach Wundtherapeutika täglich statt.
Schmerzmanagement	Prüfen Sie, ob vor dem Verbandwechsel Schmerzmittel verabreicht werden müssen.	Es sollen nicht unbedachterweise Schmerzen verursacht werden.	Verabreichen Sie Schmerzmittel nach schriftlicher ärztlicher Anordnung gegebenenfalls frühzeitig *vor* dem Verbandwechsel.
Patientin/Patienten informieren	Erklären Sie der Patientin/dem Patienten Anlass und Vorgehen beim Verbandwechsel.	Die Patientin/der Patient weiss, welche Intervention an ihr/ihm geplant ist.	
Arbeitsplatz einrichten	Vermeiden Sie während der Massnahme Aktivitäten wie Bettenmachen, Reinigungsarbeiten usw., vermeiden Sie Zugluft. Bringen Sie das Bett auf Arbeitshöhe.	Durch Luftbewegungen und aufgewirbelten Staub können Keime in das Wundgebiet gelangen. Eine rückenschonende Arbeitsweise ist gewährleistet.	Situationsbezogen: Bettschutz, Lichtquelle, Sichtschutz.
Lagerung nach Lokalisation der Wunde	Bringen Sie die Patientin/den Patienten in eine entspannte, das Wundgebiet entlastende Lage, legen Sie den Bettschutz ein.	Das Wundgebiet sollte beim Verbandwechsel nicht unter Spannung stehen; eine entlastende Lagerung macht die Situation für die Patientin/den Patienten angenehmer.	

HANDLUNGSSCHRITTE	BESCHREIBUNG	BEGRÜNDUNG	HINWEISE
Durchführung			
Hygiene	Führen Sie eine hygienische Händedesinfektion durch. Streifen Sie, wenn nötig, Mund- und Haarschutz über, ziehen Sie einen Schutzkittel oder eine Einmalschürze an.		Wenn in Hygienevorschriften des Hauses gefordert. *Empfehlung:* Ein Verbandwechsel lässt sich leichter von zwei Pflegekräften durchführen. Wird der Verbandwechsel von einer Person allein durchgeführt, muss die sterile Arbeitsfläche sorgfältig vorbereitet werden, um zu vermeiden, dass die Arbeit unterbrochen werden muss.
Material auf sauberer Arbeitsfläche richten	Verbandsstoffe, Wundtherapeutika, Fixierhilfen, unsterile Handschuhe, sterile Kompressen, sterile Schere, sterile Pinzetten, sterile Schale, Wundreinigungslösung, gegebenenfalls sterile Handschuhe, Pflasterverband, gegebenenfalls sterile Spritzen und Spüllösung. Bereiten Sie die Fläche gemäss Handlungsablauf *Steriles Material bereitstellen* vor. Abwurf (Abfallbehälter des Zimmers, Behälter des Verbandwagens).	Prüfen Sie die Kriterien für einen Wundverband gemäss den vorgängigen Unterrichtsinhalten. Die Verwendung steriler Instrumente oder Handschuhe reduziert die Gefahr einer Wundinfektion (Non-touch-Technik). So besteht Gewähr für ein aseptisches Vorgehen. Überprüfen Sie die Handschuhe auf ihre Eignung (Latex/Vinyl).	*Cave:* Der/die Durchführende ist für Unversehrtheit und Sterilität des Materials verantwortlich. Pflaster vorab zuschneiden. Legen Sie auf ärztliche Anordnung gegebenenfalls ein steriles Abstrichröhrchen mit Transportmedium bereit.
Für Ruhe sorgen	Sprechen Sie während des Verbandwechsels möglichst wenig. Schützen Sie die Intimzone der Patientin/des Patienten durch einen Paravent. Informieren Sie die Patientin/den Patienten noch einmal über die nun folgenden Handlungsschritte.	So vermeiden Sie Ablenkung durch Gespräche und die Übertragung von Keimen auf Material oder Wunde.	

HANDLUNGSSCHRITTE	BESCHREIBUNG	BEGRÜNDUNG	HINWEISE
Durchführung			
Hygiene	Führen Sie eine hygienische Händedesinfektion durch. Ziehen Sie unsterile Handschuhe an.	Eine weitere Kontamination der Wunde durch Keime soll vermieden werden.	
Alten Verband entfernen	Entfernen Sie mit Handschuhen den Verband bis auf die letzte Gaze, beobachten und entsorgen Sie ihn, eingestülpt in die Handschuhe.	So lässt sich die Sekretion am Verband einschätzen.	
	Entfernen Sie die letzte Gaze mit einer anatomischen Pinzette, beurteilen Sie die Gaze nach Aussehen und Geruch, bevor sie entsorgt wird. Legen Sie anschliessend die Pinzette in die Nierenschale.	Non-touch-Technik, Schutz des Wundgebietes und der/des Handelnden.	Wenn die letzte Gaze direkt mit dem Verband entfernt werden kann, muss keine Pinzette verwendet werden.
Hygiene	Erneute hygienische Händedesinfektion.		
Wundbeobachtung	Beobachten und beurteilen Sie während der Einwirkzeit des Händedesinfektionsmittels die Wunde (gemäss den Kriterien der Wundbeobachtung).	So lassen sich Wundtherapeutika, Verbandmittel und Heilungsverlauf bestimmen und mögliche Komplikationen erkennen.	Nehmen Sie gegebenenfalls einen Wundabstrich vor (auf ärztliche Anordnung).
Wundreinigung	Ziehen Sie zu Ihrem eigenen Schutz gegebenenfalls unsterile Handschuhe an.		
	Reinigen Sie mit einer neuen Pinzette und einer kleinen Gaze die Wunde von aussen nach innen (mit 0,9%-NaCl- oder Ringer-Lösung oder nach Standard).	Um die Keimbelastung der Wunde zu reduzieren	Es wird von *keimarm* (Haut) nach *keimreich* (Wunde) gewischt.
	Bei Bedarf spülen Sie die Wunde nach ärztlicher Verordnung.		Im Voraus abklären, da in diesem Fall zusätzliches Material benötigt wird. Wenn Handkontakt mit der Wunde nötig wird, ziehen Sie sterile Handschuhe an.
	Legen Sie die Pinzette nach Gebrauch in die Nierenschale.	Das bedeutet, dass die Pinzette benutzt wurde und nicht mehr eingesetzt werden darf.	

HANDLUNGSSCHRITTE	BESCHREIBUNG	BEGRÜNDUNG	HINWEISE
Durchführung			
Wundtherapie	Wählen Sie die Wundtherapeutika nach der WCS-Klassifikation oder gemäss Hausstandard/Verordnung, bringen Sie das Mittel mit einer Pinzette produktspezifisch auf und fixieren Sie es mit einem geeigneten Wundverband.	Kontinuität bei der Verwendung von Wundtherapeutika ist nötig, damit sich deren Wirkungsweise prüfen lässt.	Informieren Sie bei Veränderung/Komplikation die Ärztin oder den Arzt.
Material entsorgen	Verschliessen und entsorgen Sie den Abwurfbeutel im Zimmer der Patientin/des Patienten. Führen Sie eine hygienische Händedesinfektion durch.	So vermeiden Sie die Keimvermehrung im Zimmer und auf der Station und beugen nosokomialen Infektionen vor.	
Nachsorge			
Lagerung	Lassen Sie die Patientin/den Patienten eine bequeme und schmerzfreie Lage einnehmen. Achten Sie auf Spannungsfreiheit im Wundgebiet.		
Hygiene	Versorgen Sie das Material ausserhalb des Zimmers. Reinigen und desinfizieren Sie die Arbeitsfläche (Feucht-Wischdesinfektion). Hygienische Händedesinfektion.	So beugen Sie einer Keimübertragung vor.	
Dokumentation	Nehmen Sie die Eintragung im Durchführungsnachweis mit Uhrzeit und Initialen vor. In den Pflegebericht gehört eine Wundbeschreibung mit Uhrzeit und Unterschrift. Messen Sie gegebenenfalls die Wunde aus oder fotografieren Sie sie (nach Einwilligung der Patientin/des Patienten).	So stellen Sie sicher, dass die Wundtherapie für das Pflegeteam und andere Therapieeinheiten jederzeit transparent ist und der Verlauf der Wundheilung sichtbar wird. Die Persönlichkeitsrechte der Patientin/des Patienten müssen geschützt werden.	Benutzen Sie das hausinterne Wundprotokoll, legen Sie allenfalls der Verlaufsdokumentation ein Bild bei.

VERBANDWECHSEL BEI EINER SEKUNDÄR HEILENDEN WUNDE – ARBEITSAUFTRAG

Auftrag

Führen Sie einen Verbandwechsel bei einer sekundär heilenden Wunde korrekt durch.

Sozialform

Gruppenarbeit

Verteilen Sie nach der Demonstration folgende Rollen:
- 1 Pflegefachperson
- 1 Patientin/Patient
- 1 Beobachterin/Beobachter

Nach Durchführung der Übung und Feedback werden die Rollen gewechselt.

Medien

Sie benutzen die Handlungsanweisung und die Beobachtungscheckliste, anhand deren Sie die Demonstration durchführen/beobachten.

Zeit

60 Minuten

Feedback nach der Übung

Pflegefachperson

- Was ist mir gut gelungen?
- Wo fühlte ich mich sicher?
- Wo traten Schwierigkeiten oder Unsicherheiten auf?
- Welche Erkenntnisse ziehe ich daraus?

Patientin/Patient

- Wie wurde ich in die Handlung einbezogen?
- Wurde ich umfassend informiert?
- War die Lagerung angenehm?
- Wurde die Intimsphäre geschützt?
- Wurden Fragen im Anschluss an den Verbandwechsel befriedigend beantwortet?

Beobachterin/ Beobachter

- Wurde das benötigte Material vollständig und korrekt gerichtet?
- War das Vorgehen gemäss der Beobachtungscheckliste sorgfältig und korrekt?
- Wurde bei Unklarheiten nachgefragt?
- Wurden die Prinzipien der Hygieneregeln eingehalten?

Verbandwechsel bei einer sekundär heilenden Wunde – Beobachtungscheckliste

HANDLUNGSSCHRITTE	BESCHREIBUNG	BEGRÜNDUNG	BEOBACHTUNGEN
Vorbereitung			
Sich informieren	Informieren Sie sich in der Wunddokumentation über die Verbandstechnik, das Aussehen der Wunde (Wunddokumentation/Wundfoto vorhanden?) und den Verlauf der Therapie.	So stellen Sie sicher, dass alle notwendigen Materialien vorhanden sind, und verhindern, dass die Heilung durch ständig wechselnde Wundversorgung beeinträchtigt wird.	☐ richtig ☐ falsch ☐ nicht ausgeführt
Schmerzmanagement	Prüfen Sie, ob vor dem Verbandwechsel Schmerzmittel verabreicht werden müssen.	Es sollen nicht unbedachterweise Schmerzen verursacht werden.	☐ richtig ☐ falsch ☐ nicht ausgeführt
Patientin/Patienten informieren	Erklären Sie der Patientin/dem Patienten Anlass und Vorgehen beim Verbandwechsel.	Die Patientin/der Patient weiss, welche Intervention an ihr/ihm geplant ist.	☐ richtig ☐ falsch ☐ nicht ausgeführt
Arbeitsplatz einrichten	Vermeiden Sie während der Massnahme Aktivitäten wie Bettenmachen, Reinigungsarbeiten usw., vermeiden Sie Zugluft.	Durch Luftbewegungen und aufgewirbelten Staub können Keime in das Wundgebiet gelangen.	☐ richtig ☐ falsch ☐ nicht ausgeführt
	Bringen Sie das Bett auf Arbeitshöhe.	Eine rückenschonende Arbeitsweise ist gewährleistet.	☐ richtig ☐ falsch ☐ nicht ausgeführt
Lagerung nach Lokalisation der Wunde	Bringen Sie die Patientin/den Patienten in eine entspannte, das Wundgebiet entlastende Lage, legen Sie den Bettschutz ein.	Das Wundgebiet sollte beim Verbandwechsel nicht unter Spannung stehen; eine entlastende Lagerung macht die Situation für die Patientin/den Patienten angenehmer.	☐ richtig ☐ falsch ☐ nicht ausgeführt

HANDLUNGSSCHRITTE	BESCHREIBUNG	BEGRÜNDUNG	BEOBACHTUNGEN
Durchführung			
Hygiene	Führen Sie eine hygienische Händedesinfektion durch. Streifen Sie, wenn nötig, Mund- und Haarschutz über, ziehen Sie einen Schutzkittel oder eine Einmalschürze an.		☐ richtig ☐ falsch ☐ nicht ausgeführt
Material auf sauberer Arbeitsfläche richten	Verbandsstoffe, Wundtherapeutika, Fixierhilfen, unsterile Handschuhe, sterile Kompressen, sterile Schere, sterile Pinzetten, sterile Schale, Wundreinigungslösung, gegebenenfalls sterile Handschuhe, Pflasterverband, gegebenenfalls sterile Spritzen und Spüllösung. Bereiten Sie die Fläche gemäss Handlungsablauf *Steriles Material bereitstellen* vor.	Prüfen Sie die Kriterien für einen Wundverband gemäss den vorgängigen Unterrichtsinhalten. Die Verwendung steriler Instrumente oder Handschuhe reduziert die Gefahr einer Wundinfektion (Non-touch-Technik). So besteht Gewähr für ein aseptisches Vorgehen. Überprüfen Sie die Handschuhe auf ihre Eignung (Latex/Vinyl).	☐ richtig ☐ falsch ☐ nicht ausgeführt
	Abwurf (Abfallbehälter des Zimmers, Behälter des Verbandwagens).		☐ richtig ☐ falsch ☐ nicht ausgeführt
Für Ruhe sorgen	Sprechen Sie während des Verbandwechsels möglichst wenig. Schützen Sie die Intimzone der Patientin/des Patienten durch einen Paravent.	So vermeiden Sie Ablenkung durch Gespräche und die Übertragung von Keimen auf Material oder Wunde.	☐ richtig ☐ falsch ☐ nicht ausgeführt
	Informieren Sie die Patientin/den Patienten noch einmal über die nun folgenden Handlungsschritte.		☐ richtig ☐ falsch ☐ nicht ausgeführt
Hygiene	Führen Sie eine hygienische Händedesinfektion durch. Ziehen Sie unsterile Handschuhe an.	Eine weitere Kontamination der Wunde durch Keime soll vermieden werden.	☐ richtig ☐ falsch ☐ nicht ausgeführt

HANDLUNGSSCHRITTE	BESCHREIBUNG	BEGRÜNDUNG	BEOBACHTUNGEN
Durchführung			
Alten Verband entfernen	Entfernen Sie mit Handschuhen den Verband bis auf die letzte Gaze, beobachten und entsorgen Sie ihn, eingestülpt in die Handschuhe.	So lässt sich die Sekretion am Verband einschätzen.	☐ richtig ☐ falsch ☐ nicht ausgeführt
	Entfernen Sie die letzte Gaze mit einer anatomischen Pinzette, beurteilen Sie die Gaze nach Aussehen und Geruch, bevor sie entsorgt wird. Legen Sie anschliessend die Pinzette in die Nierenschale.	Non-touch-Technik, Schutz des Wundgebietes und der/des Handelnden.	
Hygiene	Erneute hygienische Händedesinfektion.		☐ richtig ☐ falsch ☐ nicht ausgeführt
Wundbeobachtung	Beobachten und beurteilen Sie während der Einwirkzeit des Händedesinfektionsmittels die Wunde (gemäss den Kriterien der Wundbeobachtung).	So lassen sich Wundtherapeutika, Verbandmittel und Heilungsverlauf bestimmen und mögliche Komplikationen erkennen.	☐ richtig ☐ falsch ☐ nicht ausgeführt
Wundreinigung	Ziehen Sie zu Ihrem eigenen Schutz gegebenenfalls unsterile Handschuhe an.		☐ richtig ☐ falsch ☐ nicht ausgeführt
	Reinigen Sie mit einer neuen Pinzette und einer kleinen Gaze die Wunde von aussen nach innen (mit 0,9%-NaCl- oder Ringer-Lösung oder nach Standard). Bei Bedarf spülen Sie die Wunde nach ärztlicher Verordnung.	Um die Keimbelastung der Wunde zu reduzieren	
	Legen Sie die Pinzette nach Gebrauch in die Nierenschale.	Das bedeutet, dass die Pinzette benutzt wurde und nicht mehr eingesetzt werden darf.	

HANDLUNGSSCHRITTE	BESCHREIBUNG	BEGRÜNDUNG	BEOBACHTUNGEN
Durchführung			
Wundtherapie	Wählen Sie die Wundtherapeutika nach der WCS-Klassifikation oder gemäss Hausstandard/Verordnung, bringen Sie das Mittel mit einer Pinzette produktspezifisch auf und fixieren Sie es mit einem geeigneten Wundverband.	Kontinuität bei der Verwendung von Wundtherapeutika ist nötig, damit sich deren Wirkungsweise prüfen lässt.	☐ richtig ☐ falsch ☐ nicht ausgeführt
Material entsorgen	Verschliessen und entsorgen Sie den Abwurfbeutel im Zimmer der Patientin/des Patienten. Führen Sie eine hygienische Händedesinfektion durch.	So vermeiden Sie die Keimvermehrung im Zimmer und auf der Station und beugen nosokomialen Infektionen vor.	☐ richtig ☐ falsch ☐ nicht ausgeführt
Nachsorge			
Lagerung	Lassen Sie die Patientin/den Patienten eine bequeme und schmerzfreie Lage einnehmen. Achten Sie auf Spannungsfreiheit im Wundgebiet.		☐ richtig ☐ falsch ☐ nicht ausgeführt
Hygiene	Versorgen Sie das Material ausserhalb des Zimmers. Reinigen und desinfizieren Sie die Arbeitsfläche (Feucht-Wischdesinfektion). Hygienische Händedesinfektion.	So beugen Sie einer Keimübertragung vor.	☐ richtig ☐ falsch ☐ nicht ausgeführt
Dokumentation	Nehmen Sie die Eintragung im Durchführungsnachweis mit Uhrzeit und Initialen vor. In den Pflegebericht gehört eine Wundbeschreibung mit Uhrzeit und Unterschrift. Messen Sie gegebenenfalls die Wunde aus oder fotografieren Sie sie (nach Einwilligung der Patientin/des Patienten).	So stellen Sie sicher, dass die Wundtherapie für das Pflegeteam und andere Therapieeinheiten jederzeit transparent ist und der Verlauf der Wundheilung sichtbar wird. Die Persönlichkeitsrechte der Patientin/des Patienten müssen geschützt werden.	☐ richtig ☐ falsch ☐ nicht ausgeführt

WUNDTHERAPEUTIKA – ARBEITSAUFTRAG

Ziele

Sie lernen Produkte und Mittel kennen, Sie informieren sich in Dokumentationen über Funktion, Eigenschaften und Wirkungen. Sie stellen Erkenntnisse kurz und klar dar und sind imstande, differenzierte Urteile abzugeben.

Aufgaben

Studieren Sie das Informationsmaterial zu den Wundbehandlungsmitteln und informieren Sie sich in den Pharmadokumentationen über Wirksamkeit und fachgerechte Anwendung der entsprechenden Mittel.

Wählen Sie eines der Mittel aus und notieren Sie, wie Sie dessen Verwendung in den Ablauf eines Verbandwechsels sinnvoll integrieren können. Nutzen Sie dabei die Möglichkeit, ohne Prüfung des Handlungsablaufs *Verbandwechsel bei einer sekundär heilenden Wunde* Ihr Wissen zu überprüfen.

Achten Sie bei der Erarbeitung auf folgende Aspekte:

- Wie wird die Wunde vorbereitet?
- Wie wird das Mittel aufgetragen?
- Wann muss ein erneuter Verbandwechsel stattfinden?
- Welche Hinweise erhält die Patientin/der Patient?

Sozialform

Einzelarbeit

Medien

Originale Wundtherapeutika verschiedener Hersteller, Textmaterial dazu, Arbeitsplan

Literatur

Originale Pharmadokumentationen

Zeit

60 Minuten

Notizen

Primär heilende Wunden

Sekundär heilende Wunden

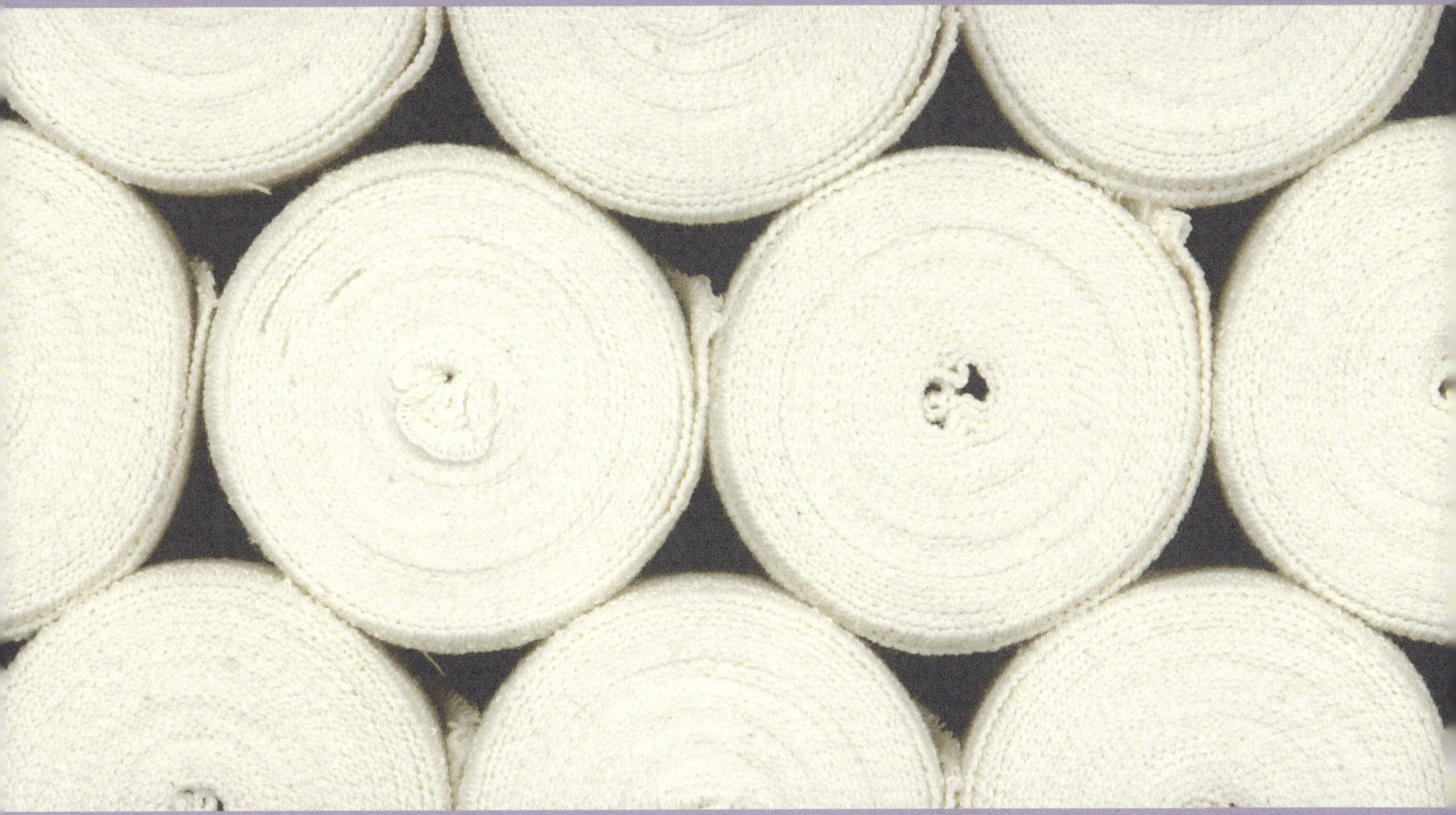

3 AUFGABEN ZUR VERTIEFUNG UND ZUM TRANSFER

3.1 Weiterführende Aufgaben

Drainagen

Ziele

Sie lernen die Prinzipien und Anwendungsbereiche der verschiedenen Wunddrainagen kennen und erklären, was beim Handling zu beachten ist.

Aufgaben

Schauen Sie sich die verschiedenen Drainagen an und versuchen Sie herauszufinden, wie sie heissen und wofür sie gebraucht werden.
Lesen Sie die Inhalte der unten angeführten Literatur durch.
Führen Sie die nachfolgende Lernerfolgskontrolle durch und diskutieren Sie diese in der Gruppe und mit der Trainerin/dem Trainer.

Sozialform

Einzelarbeit

Medien

Originale

Zeit

45 Minuten

Literatur

Kellnhauser, Edith, et al. (Hrsg.) (2004): *THIEMEs Pflege. Professionalität erleben* (10. Auflage). Stuttgart: Thieme.
Paetz, Burkhard/Benzinger-König, Brigitte (2004): *Chirurgie für Pflegeberufe* (20., völlig neu bearbeitete Auflage). Stuttgart: Thieme.

Klammern/Fäden entfernen

Ziele

Sie beschreiben, wie Fäden und Klammern entfernt werden und das notwendige Instrumentarium.

Aufgabenstellung

Erarbeiten Sie Grundlagen zum Thema Entfernen von Fäden/Klammern aus dem Wundgebiet.
Lesen Sie die aufgeführten Texte. Notieren sie Fragen und diskutieren Sie diese in der Gruppe und mit der Trainerin/dem Trainer.

Sozialform

Einzelarbeit

Medien

Originale als Anschauungsmaterialien

Zeit

30 Minuten

Literatur

Kirschnick, Olaf (1997): *Pflegeleitfaden* für Krankenschwestern und -pfleger (17. Auflage). München: Urban & Schwarzenberg.
Paetz, Burkhard/Benzinger-König, Brigitte (2004): *Chirurgie für Pflegeberufe* (20., völlig neu bearbeitete Auflage). Stuttgart: Thieme.

Behandlung chronischer Wunden

Ziele

Sie beschreiben Einflussfaktoren und Massnahmen bei der Behandlung chronischer Wunden.

Aufgabe

Erarbeiten Sie bitte anhand der fotografischen Darstellung eines *Ulcus cruris:*

- Wie könnte die Erkrankung zustande gekommen sein, und welche Faktoren haben die Entstehung vermutlich beeinflusst?
- Welche Technik der Wundreinigung wenden Sie an und warum?
- Gibt es ausser den verschiedenen Wundauflagen und -substanzen weitere heilungsunterstützende Massnahmen, die Sie ergreifen könnten?
- Wie können Sie Herrn M. hinsichtlich seiner Schmerzen und seiner psychischen Verfassung unterstützen?

Fassen Sie Ihre Erkenntnisse in der Gruppe zusammen und bereiten Sie diese für eine Plenumsdiskussion vor.

Sozialform

Partnerarbeit

Medien

Bildmaterial, Textmaterial

Zeit

60 Minuten

Literatur

Kellnhauser, Edith, et al. (Hrsg.) (2004): *THIEMEs Pflege. Professionalität erleben* (10. Auflage). Stuttgart: Thieme.

3.2 Transferaufgaben

Kind, Jugendliche, Familie, Frau (KJFF)

Fallbeispiel

Sie pflegen Achmed, ein 4-jähriges Kind mit Status nach perforierter Appendizitis. Achmed spricht und versteht kein Deutsch.
Die zwei Hospitaltage vor der Appendektomie waren geprägt von starken Bauchschmerzen und für das Kind traumatischen Blutentnahmen, Ultraschalluntersuchungen und anderen pflegerischen und medizinischen Prozeduren.
Achmed ist äusserst ängstlich, lässt nur die eigene Mutter an seinen Körper heran.
Die Wunde war beim ersten Verbandwechsel stark belegt, die Wundränder waren gerötet, und beim Entfernen der Pflaster musste Achmed heftig weinen.

Auftrag

- Klären Sie Fremdwörter und unklare Begriffe.
- Welche Einflussfaktoren sind bei Kindern im Hinblick auf Wundversorgung und Wundheilung deutlich anders?
- Überlegen und notieren Sie, welche Schritte des Handlungsablaufes *Verbandwechsel bei einer sekundär heilenden Wunde* angepasst werden müssen, um das Kind situations- und fachgerecht zu betreuen.
- Wie kann Achmeds Mutter miteinbezogen werden?

Sozialform

Partnerarbeit

Zeit

30 Minuten

Literatur

Hoehl, Mechthild/Kullik, Petra (Hrsg.) (2002): *Kinderkrankenpflege und Gesundheitsförderung* (2., völlig neu bearbeitete Auflage). Stuttgart: Thieme.
Lauber, Annette/Schmalstieg, Petra (Hrsg.) (2005): *Pflegerische Interventionen.* Stuttgart: Thieme (Verstehen & Pflegen, Band 3).

Psychiatrie

Fallbeispiel

Frau Huber (35 Jahre) ist seit fünf Wochen auf der Akutstation P 7/1 hospitalisiert. Die Einweisung erfolgte aufgrund einer Krisenintervention im Rahmen ihrer bekannten Diagnose, Persönlichkeitsstörung Typ Borderline.

Aktuelle Situation

Frau Huber hat sich im Verlaufe der letzten Nacht mit einem Klappmesser erhebliche Schnittverletzungen am linken Unterarm zugefügt. Eine suizidale Absicht konnte bisher nicht völlig ausgeschlossen werden.
Die Wunde war beim ersten Verbandwechsel stark belegt, die Wundränder waren gerötet, und bereits beim Entfernen des Wundverbandes verweigerte Frau Huber, dass Sie Tätigkeiten an ihr durchführen.

Auftrag

- Klären Sie Fremdwörter und unklare Begriffe.
- Welche Einflussfaktoren sind bei Patienten und Patientinnen in der Psychiatrie im Hinblick auf Wundversorgung und Wundheilung massgeblich anders?
- Überlegen und notieren Sie, welche Schritte des Handlungsablaufes *Verbandwechsel bei einer sekundär heilenden Wunde* angepasst werden müssen, um Frau Huber situations- und fachgerecht zu betreuen.

Sozialform

Partnerarbeit

Zeit

30 Minuten

Literatur

Sauter, Dorothea, et al. (2005): *Lehrbuch psychiatrische Pflege* (2., durchgesehene und ergänzte Auflage). Bern: Huber.

Alte Menschen, Chronischkranke und Behinderte (ACB)

Fallbeispiel

Herr L., 80-jährig, hilft in der Küche der Langzeiteinrichtung bei den Vorbereitungen zum Mittagessen. Beim Zerkleinern von Gemüse schneidet er sich in den Mittelfinger der linken Hand. Sie als Pflegefachperson werden durch die Küchenleitung informiert und begeben sich in die Küche. Bei der Inspektion der Wunde stellen Sie fest, dass diese ca. 3 cm lang und 0,5 cm tief ist und stark blutet.

Aufgabe

- Welche Massnahmen ergreifen Sie?
- Halten Sie es für notwendig, einen Arzt oder eine Ärztin zu konsultieren? Begründen Sie Ihre Aussage.

Sozialform

Partnerarbeit

Zeit

30 Minuten

Literatur

Paetz, Burkhard/Benzinger-König, Brigitte (2004): *Chirurgie für Pflegeberufe* (20., völlig neu bearbeitete Auflage). Stuttgart: Thieme.

Erwachsene akut

Fallbeispiel

Frau A. wurde am Vortag an einer akuten Cholezystitis operiert. Bei dieser Operation wurde ihr die Gallenblase entfernt und eine T-Drainage eingelegt. Im Laufe der Nacht hatte Frau A. starke Schmerzen im Wundgebiet. Daraufhin wurde der Wundverband entfernt, man stellte fest, dass die Wundnaht geöffnet war und Wundflüssigkeit austrat.
Heute haben Sie den Auftrag, die Wundbehandlung durchzuführen.

Aufgabe

- Klären Sie Fremdwörter und unklare Begriffe.
- Nach welchen Gesichtspunkten werden Sie diese Wunde reinigen, und welche Angaben sind für die Dokumentation aussagekräftig?

Sozialform

Partnerarbeit

Zeit

30 Minuten

Literatur

Paetz, Burkhard/Benzinger-König, Brigitte (2004): *Chirurgie für Pflegeberufe* (20., völlig neu bearbeitete Auflage). Stuttgart: Thieme.

3.3 Aufgaben zur Vertiefung und fürs Selbststudium

Aufgabe 1

«In der Praxis habe ich oft beobachtet, dass das Problem für die Patienten oft nur in der sichtbaren Wunde besteht, auch wenn die Grunderkrankung vielleicht ernsthafter ist.
Viele Patienten wollen ihre Wunde gar nicht sehen, sie auf eine gewisse Weise ignorieren. Bei anderen hingegen steht die Wunde fast im Zentrum des Denkens, sie fragen viel, möchten sie immer wieder betrachten und kommentieren kleinste Veränderungen.»

Aufgabe

- Tauschen Sie mit einer/einem Mitstudierenden ihre Meinungen zu diesem Zitat aus. Welche Anforderungen stellen diese Aussagen an eine Pflegeperson, wenn sie den verschiedenen Einstellungen und Bedürfnissen gerecht werden will?
- Überlegen Sie, wie Sie solche Patienten unterstützen können.

Aufgabe 2

Frau Meier ist eine 83-jährige Patientin, die nach einem Schlaganfall, der Folge eines jahrelang erhöhten Blutzuckers war, vor drei Monaten hospitalisiert wurde.
Frau Meier ist nur sehr selten motiviert, zu essen. Sie ist sehr dünn, dehydriert, und der Ernährungszustand ist reduziert *(Nutrition Risk Score von 13)*. Eine Wunde an ihrem Unterschenkel *(Ulcus cruris)* will trotz Anwendung moderner Wundtherapeutika nicht heilen.

Aufgaben

- Welche Ursachen für die schlechte Wundheilung von Frau Meier können Sie ableiten?
- Welche Handlungen folgen Ihrerseits?

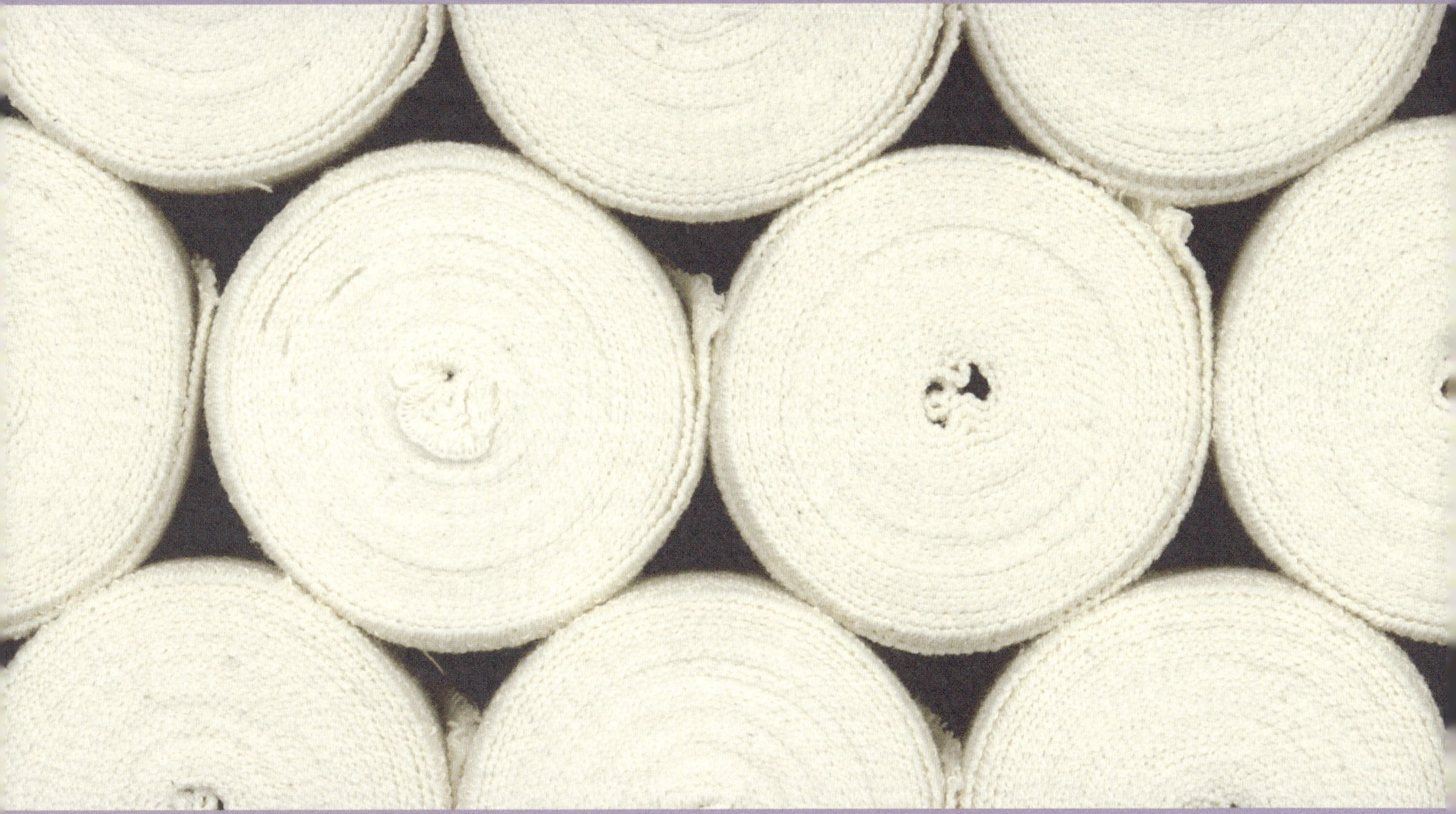

4 WERKSTATTANALYSE, LERN-ERFOLGSKONTROLLE UND LÖSUNGEN VORKENNTNISTEST

4.1 Reflexion zur Werkstattarbeit

Die folgenden Kernfragen dienen als mögliche Grundlage zur individuellen Reflexion der erlebten Werkstattarbeit von Studierenden und/oder Gruppen. Die Reflexion wird mit der begleitenden Lehrperson oder im Plenum besprochen.

Welches Thema wurde heute bearbeitet?

Zur Vorgehensweise

☺ Was war positiv?
☹ Was war eher negativ?

Zur Gruppe

☺ Was unterstützte die Arbeit in der Gruppe und den Gruppenprozess?
☹ Was war eher hinderlich?

Zur eigenen Person

☺ Was ist mir gelungen?
☹ Worüber bin ich eher unzufrieden?

Zum Thema/Inhalt

☺ Was wurde mir heute wichtig bzw. deutlich?
☹ Was ist mir noch unklar?

Welche Konsequenzen ziehe ich aus dieser Analyse für weitere Erfahrungswerkstätten?

Zum Ergebnis

Welche relevanten Erkenntnisse nehme ich für die Arbeit in der Praxis aus dieser Auseinandersetzung mit dem Thema «Wundversorgung» mit?

Ihre Erfahrungen bringen Sie abschliessend im Plenum ein.

4.2 Lernerfolgskontrolle

ALLGEMEIN

Sterile Materialien

Was ist der Unterschied zwischen einer Desinfektion und einer Sterilisation?

Was muss bei einem verpackten Instrument kontrolliert werden, um sicherzugehen, dass es noch steril ist?

Wie müssen sterile Materialien gelagert werden?

Was bedeutet Non-touch-Technik bei einem Verbandwechsel?

Was bedeutet «aufpeelen»?

VERBANDWECHSEL

Worauf sollte bei einer Patientenlagerung vor der Durchführung eines Verbandwechsels geachtet werden?

Wie wird eine korrekte Händedesinfektion durchgeführt?

Aus welchen Gründen sollte bei einem Verbandwechsel nicht gesprochen werden?

Wie erfolgt die Wundreinigung bei einer primär heilenden und wie bei einer sekundär heilenden Wunde? Bitte begründen.

Benennen Sie bitte die *drei* Wundheilungsphasen und nennen Sie zu jeder dieser Phasen *zwei* fachlich richtige pathophysiologische Charakteristika.

Welche Informationen müssen nach dem Verbandwechsel in die Patientendokumentation eingetragen werden?

DRAINAGEN

Wie heissen die beschriebenen Drainagen, und nach welchem Prinzip funktionieren sie (Systeme/Ableitungstypen)?

Wozu werden sie eingesetzt (Indikationen)?

An welcher Körperstelle (genaue Bezeichnung) werden diese Drainagen üblicherweise eingelegt?

Wie werden diese Drainagen gepflegt? Was gilt es zu beachten?

Überlegen Sie, wie Sie bei Herrn M. die Abfolge der Wundversorgung aller Wunden und der Drainagenaustrittsstelle strukturieren würden.

Wie und wann wird der Abflussbehälter einer Drainage gewechselt?

Nach welchen Kriterien wird das Wundsekret beurteilt?
Wo dokumentieren Sie Ihre Beobachtungen zu den Drainagen, und was wird dokumentiert?

Was gilt es bei der Entfernung von Drainagen zu beachten?

4.3 Vorkenntnistest – Lösungen

Allgemein

1. Die primäre Wundheilung ist durch glatte, adaptierte Wundränder und das Fehlen von Entzündungszeichen gekennzeichnet.
   ☒ richtig
   ☐ falsch

2. Bereits vier Stunden nach einer Verletzung ist eine primäre Wundheilung nicht mehr möglich.
   ☐ richtig
   ☒ falsch

3. Die normale Wundheilung besteht aus vier Phasen und ist nach vier bis sieben Tagen abgeschlossen.
   ☐ richtig
   ☒ falsch

4. Lokale Faktoren wie Durchblutung, Ruhigstellen und Sterilität sind gewichtige Bestandteile einer erfolgreichen Wundheilung.
   ☒ richtig
   ☐ falsch

5. *Rubor*, *Palor* und *Calor* sind Anzeichen einer Entzündung.
   ☐ richtig
   ☒ falsch

Zu den sekundär heilenden Wunden

1. Die sekundäre Wundheilung besteht aus drei Phasen, die – anders als bei der primären Wundheilung – zeitlich verlängert sind.
   ☒ richtig
   ☐ falsch

2. Bei Diabetes mellitus kann es nicht aufgrund von Druckeinwirkung zu einem Ulcus an der betroffenen Hautstelle kommen.
   ☐ richtig
   ☒ falsch

3. Die «Ernährung» der Hautzellen ist bei einer arteriellen Verschlusskrankheit nicht eingeschränkt.
   ☐ richtig
   ☒ falsch

4. Sekundäre Wunden können anhand ihrer Keimbesiedelung klassifiziert werden.
   ☒ richtig
   ☐ falsch

5. Eine Keimbesiedelung mit mehr als 105 Keimen pro Gramm Gewebe wird als kontaminiert bezeichnet.
   ☐ richtig
   ☒ falsch

6. Eine Wundinfektion lässt sich in fünf Kategorien einteilen.
   ☒ richtig
   ☐ falsch

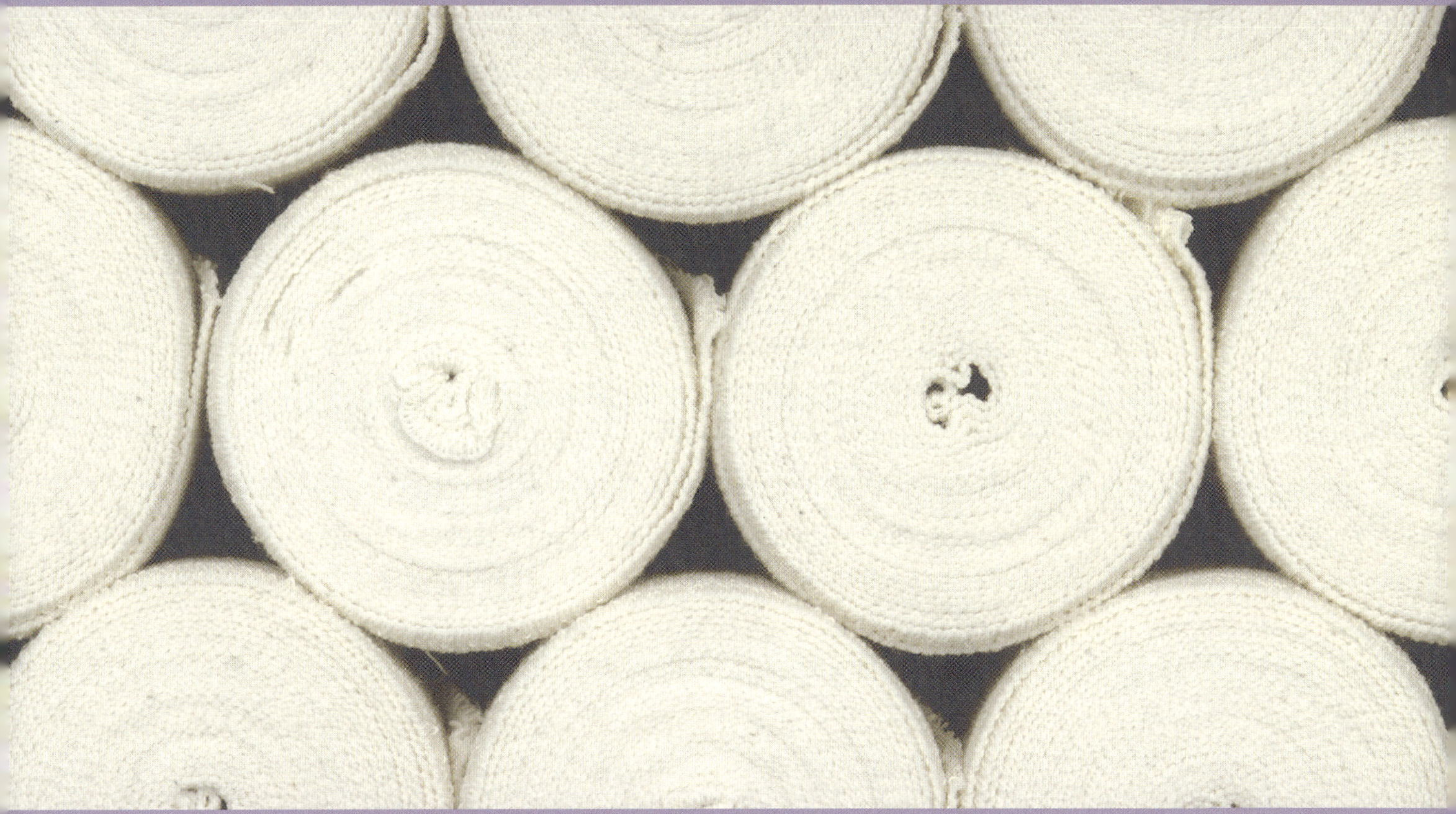

5 LITERATUR

5.1 Literatur zur Bearbeitung

Brychta, Pavel, et al. (Hrsg.) (2005): *Kompendium Wunde und Wundbehandlung* (2., überarbeitete und erweiterte Auflage). Heidenheim an der Brenz: Paul-Hartmann-AG.

Hoehl, Mechthild/Kullik, Petra (Hrsg.) (2002): *Kinderkrankenpflege und Gesundheitsförderung* (2., völlig neu bearbeitete Auflage). Stuttgart: Thieme.

Huch, Renate/Bauer, Christian (Hrsg.) (2007): *Mensch, Körper, Krankheit* (5. Auflage). München: Urban & Fischer.

Kellnhauser, Edith, et al. (Hrsg.) (2004): *THIEMEs Pflege. Professionalität erleben* (10. Auflage). Stuttgart: Thieme.

Kirschnick, Olaf (1997): *Pflegeleitfaden* für Krankenschwestern und -pfleger (17. Auflage). München: Urban & Schwarzenberg.

Lauber, Annette/Schmalstieg, Petra (Hrsg.) (2005): *Pflegerische Interventionen.* Stuttgart: Thieme (Verstehen & Pflegen, Band 3).

Paetz, Burkhard/Benzinger-König, Brigitte (2004): *Chirurgie für Pflegeberufe* (20., völlig neu bearbeitete Auflage). Stuttgart: Thieme.

Sauter, Dorothea, et al. (2005): *Lehrbuch psychiatrische Pflege* (2., durchgesehene und ergänzte Auflage). Bern: Huber.

Vasel-Biergans, Anette (2005): *Wundversorgung für die Pflege. Ein Praxisbuch für die Pflege.* Stuttgart: Wissenschaftliche Verlagsgesellschaft.

5.2 Fachzeitschriften

Arbeitskreis Wundmanagement (2003): Behandlung von Problemwunden (Leitfaden zur Wundbehandlung). Witten: Evang. Krankenhaus.

EWMA Journal (European Wound Management Association, Frederiksberg DK), unterschiedliche Jahrgänge. ‹www.ewma.org›.

Journal of Wound Healing (Wiesbaden), unterschiedliche Jahrgänge.

WundForum (Heidelberg), unterschiedliche Jahrgänge.

Hofer, S.: Moderne Wundbehandlung. In: Ars medici (2003).

Wundmanagement. Unterricht Pflege (Brake), Heft 2/2005.

5.3 Internetadressen

http://www.wfi.ch
http://www.safw.ch
http://www.swissmedic.ch
http://www.modernealtenpflege.de
http://www.endoline.de/html/sterilgut.html
http://www.medizinfo.de/wundmanagement/infiziert.htm (Abruf: 05.01.2007)

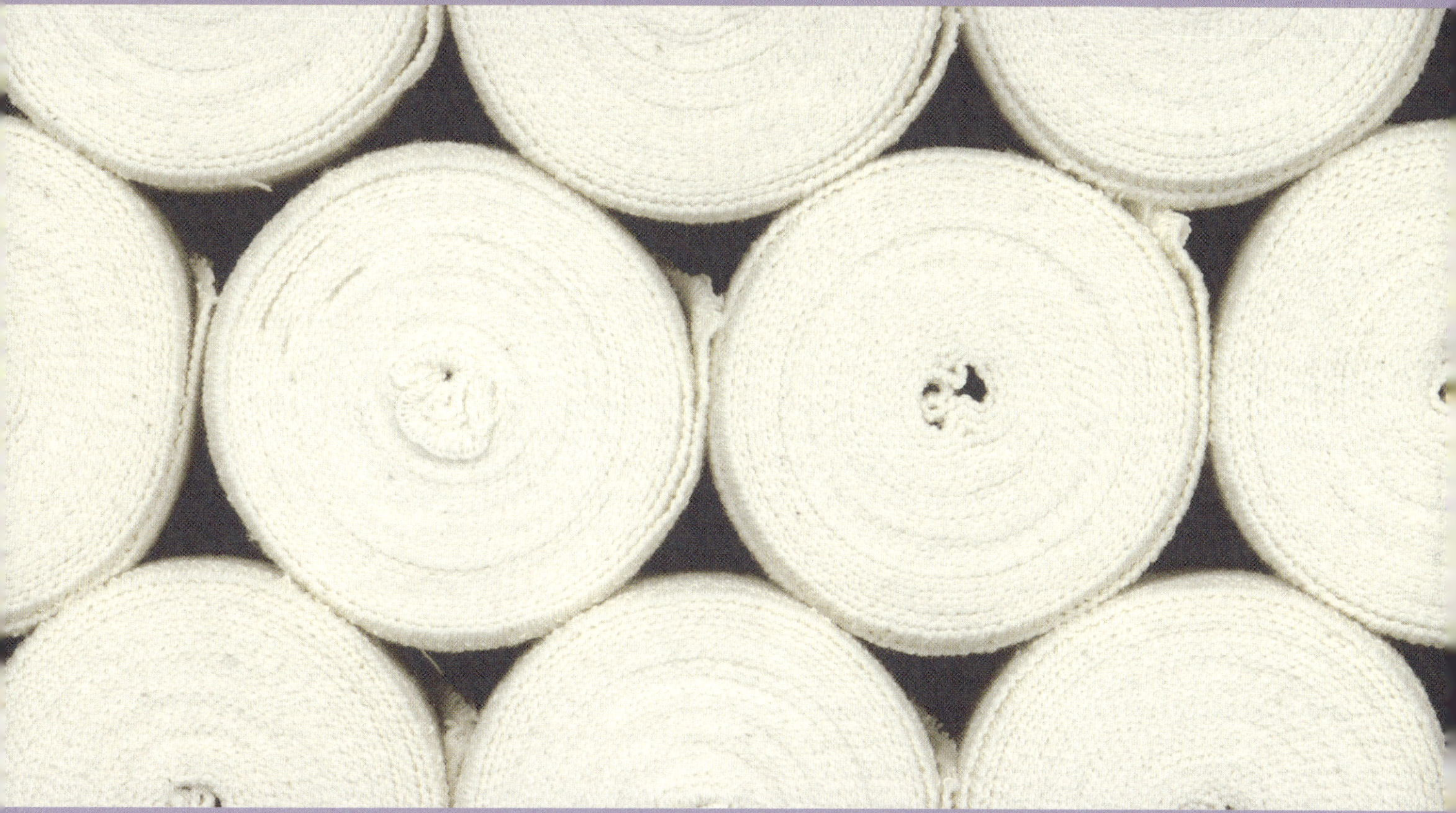

6 KURZCHECKLISTEN FÜR DIE PRAXIS

Steriles Material bereitstellen

Verbandwechsel bei einer primär heilenden Wunde

Verbandwechsel bei einer sekundär heilenden Wunde

Steriles Material bereitstellen – Kurzcheckliste für die Praxis

HANDLUNGSSCHRITTE	BESCHREIBUNG	BEMERKUNGEN
Vorbereitung		
Eigene Vorbereitung	Klären Sie die bevorstehende Pflegeintervention und schätzen Sie den Materialbedarf ein. Führen Sie eine hygienische Händedesinfektion durch.	
Arbeitsplatz einrichten	Während der Handlung sind im Zimmer Aktivitäten wie Bettenmachen, Reinigungsarbeiten usw. zu unterlassen. Fenster schliessen, Zugluft vermeiden. Bereiten Sie den Abfallsack vor. Sorgen Sie für ausreichende Beleuchtung.	
Material bereitstellen	Vor der Verwendung: Entnehmen Sie das Material aus den Lagerungsbehältern. Sterilgut- oder Lagerverpackungen müssen nach der Entnahme des Materials unverzüglich wieder verschlossen werden. Kontrollieren Sie Sterilisationsdatum, Verfallsdatumsstreifen und Indikator. Ist das Verfallsdatum überschritten (Farbindikator verblasst), nehmen Sie ein neues Set. Kontrollieren Sie, ob Verpackung und Siegelnähte unversehrt sind. Kontrollieren Sie die Etikette oder Produktbeschreibung. Generell: Öffnen Sie das Material erst kurz vor Gebrauch.	
Arbeitsfläche vorbereiten	Fixieren Sie den Tisch. Desinfizieren Sie die Arbeitsfläche mit 70%igem Alkohol und Einmaltuch. Beachten Sie dabei die Einwirkzeit. Trennen Sie die Arbeitsfläche in einen sterilen und einen unsterilen Bereich.	

HANDLUNGSSCHRITTE	BESCHREIBUNG	BEMERKUNGEN
Vorbereitung		
Für Ruhe sorgen	Bei der Pflegeintervention sollten Sie nach Möglichkeit weder sprechen noch husten.	
Durchführung		
Non-touch-Methode	Eine Wunde oder ein Verband darf nicht mit ungeschützten Händen berührt werden, es müssen dabei sterile Instrumente oder sterile Handschuhe verwendet werden.	
Sterilgut öffnen	Vor dem Öffnen einer Sterilgut- oder Lagerverpackung ist diese vom Staub zu befreien. Falls das Sterilgut beschädigt ist oder aus Versehen unsteril wird, darf es nicht mehr benutzt werden. Sterilverpackungen «aufpeelen» und die Verpackung nicht mit dem Sterilgut durchstechen. Halten Sie die Materialien beim Öffnen von sich entfernt. Entnehmen Sie das Verbrauchsmaterial, berühren Sie dabei die Ränder nicht. Halten Sie Abstand, vermeiden Sie, dass beim Öffnen Staub aufgewirbelt wird.	
Sterilgut platzieren	Legen sie das Material steril ab. Platzieren Sie es auf der Fläche, geordnet nach sterilen und unsterilen Materialien.	

HANDLUNGSSCHRITTE	BESCHREIBUNG	BEMERKUNGEN
Durchführung		
Lösungen eingiessen	Zeigen Sie die Etikette vor, prüfen Sie den Inhalt, öffnen Sie die Flasche, ohne den Rand zu berühren. Platzieren Sie das Gefäss am Tischrand, giessen Sie die benötigte Lösungsmenge in die Schale und halten Sie dabei Abstand. Die Tupfer sollten mit der Lösung getränkt sein.	
Sterilgut verwenden	Je nach Pflegeintervention unterschiedlich.	
Nachsorge		
Material entsorgen	Je nach Pflegeintervention unterschiedlich.	

Verbandwechsel bei einer primär heilenden Wunde – Kurzcheckliste für die Praxis

HANDLUNGSSCHRITTE	BESCHREIBUNG	BEMERKUNGEN
Vorbereitung		
Sich informieren	Informieren Sie sich in der Wunddokumentation über die Verbandstechnik, das Aussehen der Wunde (Wunddokumentation/ Wundfoto vorhanden?) und den Verlauf der Therapie.	
Schmerzmanagement	Prüfen Sie, ob vor dem Verbandwechsel Schmerzmittel verabreicht werden müssen.	
Patientin/Patienten informieren	Erklären Sie Anlass und Vorgehen beim Verbandwechsel.	
Arbeitsplatz einrichten	Unterlassen Sie während der Massnahme Aktivitäten wie Bettenmachen, Reinigungsarbeiten usw., vermeiden Sie Zugluft. Bringen Sie das Bett auf Arbeitshöhe.	
Lagerung nach Lokalisation der Wunde	Bringen Sie die Patientin/den Patienten in eine entspannte, das Wundgebiet entlastende Lage, legen Sie den Bettschutz ein.	

HANDLUNGSSCHRITTE	BESCHREIBUNG	BEMERKUNGEN
Durchführung		
Hygiene	Führen Sie eine hygienische Händedesinfektion durch. Streifen Sie, wenn nötig, Mund- und Haarschutz über, ziehen Sie einen Schutzkittel oder eine Einmalschürze an.	
Material auf sauberer Arbeitsfläche richten	Verbandsstoffe, Fixierhilfen, unsterile Handschuhe, sterile Kompressen, sterile Schere, sterile Pinzetten, sterile Schale, Wundreinigungslösung, gegebenenfalls sterile Handschuhe, Pflasterverband. Bereiten Sie die Fläche gemäss Handlungsablauf *Steriles Material bereitstellen* vor. Abwurf (Abfallbehälter des Zimmers, Behälter des Verbandwagens).	
Für Ruhe sorgen	Sprechen Sie während des Verbandwechsels möglichst wenig. Decken Sie die Intimzone der Patientin/des Patienten ab. Informieren Sie die Patientin/den Patienten noch einmal über die nun folgenden Handlungsschritte.	
Hygiene	Führen Sie eine hygienische Händedesinfektion durch. Ziehen Sie unsterile Handschuhe an.	
Alten Verband entfernen	Entfernen Sie den Verband bis auf die letzte Gaze mit Handschuhen, beobachten Sie den Verband und entsorgen Sie ihn, indem Sie ihn in die Handschuhe einstülpen und entsorgen.	

HANDLUNGSSCHRITTE	BESCHREIBUNG	BEMERKUNGEN
Durchführung		
	Entfernen Sie die letzte Gaze mit einer anatomischen Pinzette, beurteilen Sie die Gaze nach Aussehen und Geruch, bevor sie entsorgt wird. Legen Sie die Pinzette anschliessend in die Nierenschale.	
Hygiene	Erneute hygienische Händedesinfektion.	
Wundbeobachtung	Beobachten Sie während der Einwirkzeit der Händedesinfektion die Wunde und beurteilen Sie sie nach den Kriterien der Wundbeobachtung.	
Wundreinigung	Die Wunde wird mit einer Pinzette und einer kleinen Gaze von innen nach aussen gereinigt. Legen Sie die Pinzette nach Gebrauch in die Nierenschale.	
Wundtherapie	Wählen Sie den Wundverband nach Hausstandard/Verordnung und bringen Sie ihn produktspezifisch auf.	

HANDLUNGSSCHRITTE	BESCHREIBUNG	BEMERKUNGEN
Nachsorge		
Material entsorgen	Verschliessen und entsorgen Sie den Abwurfbeutel im Zimmer der Patientin/des Patienten. Hygienische Händedesinfektion.	
Lagerung	Lassen Sie die Patientin/den Patienten eine bequeme und schmerzfreie Lage einnehmen. Achten Sie auf Spannungsfreiheit im Wundgebiet.	
Hygiene	Bringen Sie das Material ausserhalb des Zimmers unter. Reinigen und desinfizieren Sie die Arbeitsfläche (Feucht- Wischdesinfektion). Führen Sie eine hygienische Händedesinfektion durch.	
Dokumentation	Nehmen Sie die Eintragung im Durchführungsnachweis mit Uhrzeit und Initialen vor. In den Pflegebericht gehört eine Wundbeschreibung mit Uhrzeit und Unterschrift. Messen Sie gegebenenfalls die Wunde aus und fotografieren Sie sie (nach Einwilligung der Patientin/des Patienten).	

Verbandwechsel bei einer sekundär heilenden Wunde – Kurzcheckliste für die Praxis

HANDLUNGSSCHRITTE	BESCHREIBUNG	BEMERKUNGEN
Vorbereitung		
Sich informieren	Informieren Sie sich in der Wunddokumentation über die Verbandstechnik, das Aussehen der Wunde (Wunddokumentation/Wundfoto vorhanden?) und den Verlauf der Therapie.	
Schmerzmanagement	Prüfen Sie, ob vor dem Verbandwechsel Schmerzmittel verabreicht werden müssen.	
Patientin/Patienten informieren	Erklären Sie der Patientin/dem Patienten Anlass und Vorgehen beim Verbandwechsel.	
Arbeitsplatz einrichten	Vermeiden Sie während der Massnahme Aktivitäten wie Bettenmachen, Reinigungsarbeiten usw., vermeiden Sie Zugluft. Bringen Sie das Bett auf Arbeitshöhe.	
Lagerung nach Lokalisation der Wunde	Bringen Sie die Patientin/den Patienten in eine entspannte, das Wundgebiet entlastende Lage, legen Sie den Bettschutz ein.	

HANDLUNGSSCHRITTE	BESCHREIBUNG	BEMERKUNGEN
Durchführung		
Hygiene	Führen Sie eine hygienische Händedesinfektion durch. Streifen Sie, wenn nötig, Mund- und Haarschutz über, ziehen Sie einen Schutzkittel oder eine Einmalschürze an.	
Material auf sauberer Arbeitsfläche richten	Verbandsstoffe, Wundtherapeutika, Fixierhilfen, unsterile Handschuhe, sterile Kompressen, sterile Schere, sterile Pinzetten, sterile Schale, Wundreinigungslösung, gegebenenfalls sterile Handschuhe, Pflasterverband, gegebenenfalls sterile Spritzen und Spüllösung. Bereiten Sie die Fläche gemäss Handlungsablauf *Steriles Material bereitstellen* vor. Abwurf (Abfallbehälter des Zimmers, Behälter des Verbandwagens).	
Für Ruhe sorgen	Sprechen Sie während des Verbandwechsels möglichst wenig. Schützen Sie die Intimzone der Patientin/des Patienten durch einen Paravent. Informieren Sie die Patientin/den Patienten noch einmal über die nun folgenden Handlungsschritte.	
Hygiene	Führen Sie eine hygienische Händedesinfektion durch. Ziehen Sie unsterile Handschuhe an.	

HANDLUNGSSCHRITTE	BESCHREIBUNG	BEMERKUNGEN
Durchführung		
Alten Verband entfernen	Entfernen Sie mit Handschuhen den Verband bis auf die letzte Gaze, beobachten und entsorgen Sie ihn, eingestülpt in die Handschuhe. Entfernen Sie die letzte Gaze mit einer anatomischen Pinzette, beurteilen Sie die Gaze nach ihrem Aussehen und Geruch, bevor sie entsorgt wird. Legen Sie anschliessend die Pinzette in die Nierenschale.	
Hygiene	Erneute hygienische Händedesinfektion.	
Wundbeobachtung	Beobachten und beurteilen Sie während der Einwirkzeit des Händedesinfektionsmittels die Wunde (gemäss den Kriterien der Wundbeobachtung).	
Wundreinigung	Ziehen Sie zu Ihrem eigenen Schutz gegebenenfalls unsterile Handschuhe an. Reinigen Sie mit einer neuen Pinzette und einer kleinen Gaze die Wunde von aussen nach innen (mit 0,9%-NaCl- oder Ringer-Lösung oder nach Standard). Bei Bedarf spülen Sie die Wunde nach ärztlicher Verordnung. Legen Sie die Pinzette nach Gebrauch in die Nierenschale.	
Wundtherapie	Wählen Sie die Wundtherapeutika nach der WCS-Klassifikation oder gemäss Hausstandard/Verordnung, bringen Sie das Mittel mit einer Pinzette produktspezifisch auf und fixieren Sie es mit einem geeigneten Wundverband.	

HANDLUNGSSCHRITTE	BESCHREIBUNG	BEMERKUNGEN
Durchführung		
Material entsorgen	Verschliessen und entsorgen Sie den Abwurfbeutel im Zimmer der Patientin/des Patienten. Führen Sie eine hygienische Händedesinfektion durch.	
Nachsorge		
Lagerung	Lassen Sie die Patientin/den Patienten eine bequeme und schmerzfreie Lage einnehmen. Achten Sie auf Spannungsfreiheit im Wundgebiet.	
Hygiene	Versorgen Sie das Material ausserhalb des Zimmers. Reinigen und desinfizieren Sie die Arbeitsfläche (Feucht- Wischdesinfektion). Hygienische Händedesinfektion.	
Dokumentation	Nehmen Sie die Eintragung im Durchführungsnachweis mit Uhrzeit und Initialen vor. In den Pflegebericht gehört eine Wundbeschreibung mit Uhrzeit und Unterschrift. Messen Sie gegebenenfalls die Wunde aus oder fotografieren Sie sie (nach Einwilligung der Patientin/des Patienten).	

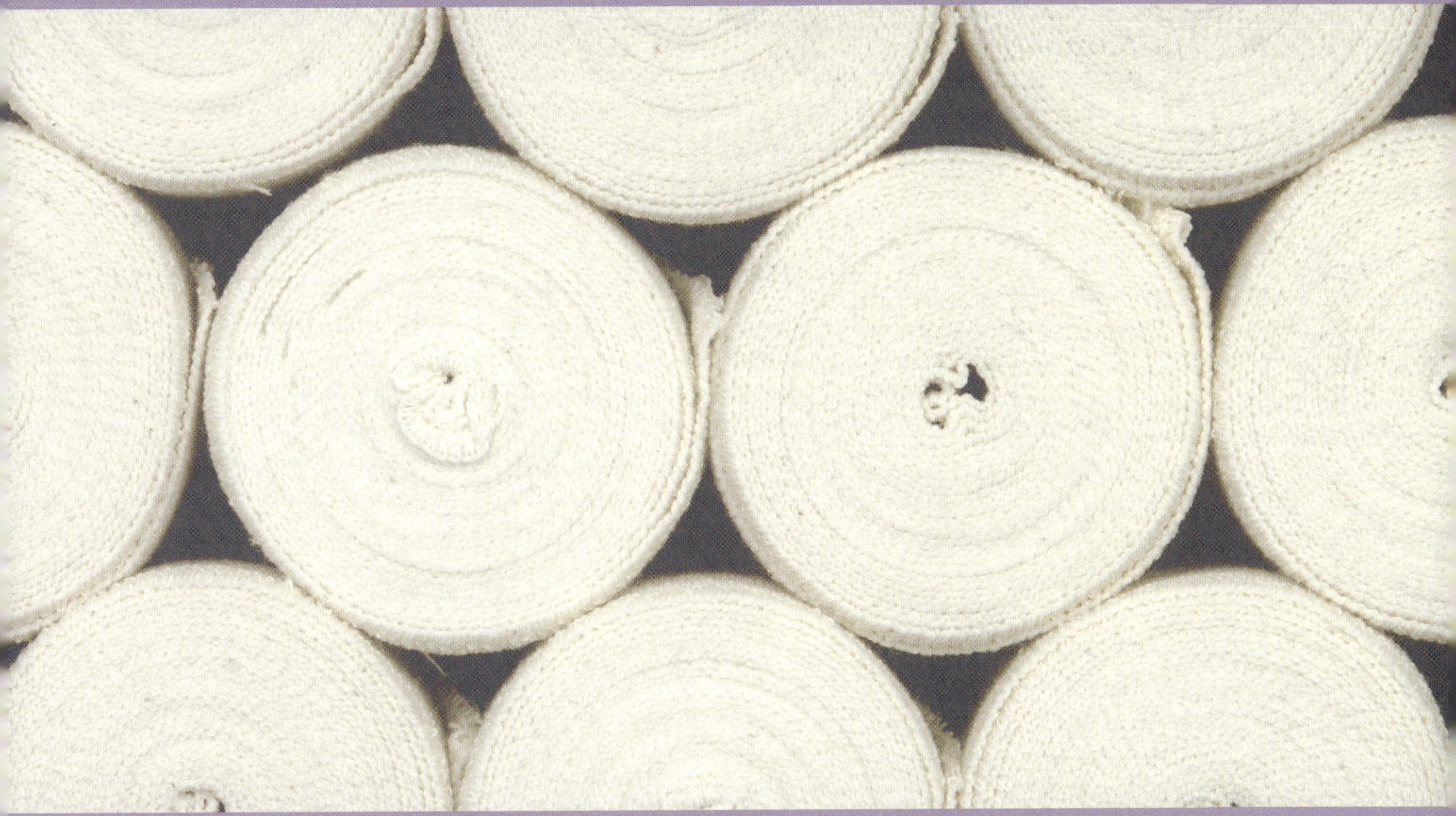

7 ANHANG

Wunddokumentation

WCS-Klassifikation

Händedesinfektionsstandard

7.1 Wunddokumentation

ANAMNESE

Patientendaten oder Aufkleber

Name: Hr. Mustermann

Vorname:

geb. am: 55 J.

Station: Chirurgie

Datum der Erhebung: 21.2.2011

☐ ♀ W ☒ ♂ M

Auftreten der aktuell bestehenden Wunde:

☐ Wunde ursächlich für Krankenhausaufnahme
☐ Wunde ist nicht Aufnahmegrund

Aufnahmefoto
bitte einkleben

Wundart

- ☒ Ulcus cruris
- ☐ Dekubitus
- ☒ Diabetischer Fuss
- ☐ Verbrennung
- ☐ Postoperative Wundheilungsstörung
- ☐ Plastische Wunden / Excisionswunden
- ☐ Sonstige

Wundursache und beeinflussende Faktoren

- ☒ Diabetes mellitus
- ☒ Arterielle Verschlusskrankheit
- ☐ Chronisch venöse Insuffizienz
- ☒ Polyneuropathie !
- ☐ Immobilität
- ☐ Infektion (systemisch)
- ☐ Immunsuppression
- ☐ Albuminmangel
- ☐ Sonstige

Zu erhebende Befunde

- ☐ Mikrobiologie
- ☐ Dopplersonografie
- ☐ Angiografie
- ☐ Phlebografie
- ☐ Sonstige

Konsile

- ☐ Chirurgie
- ☐ Dermatologie
- ☐ Innere
- ☐ Sonstige

Lokalisation der Wunde

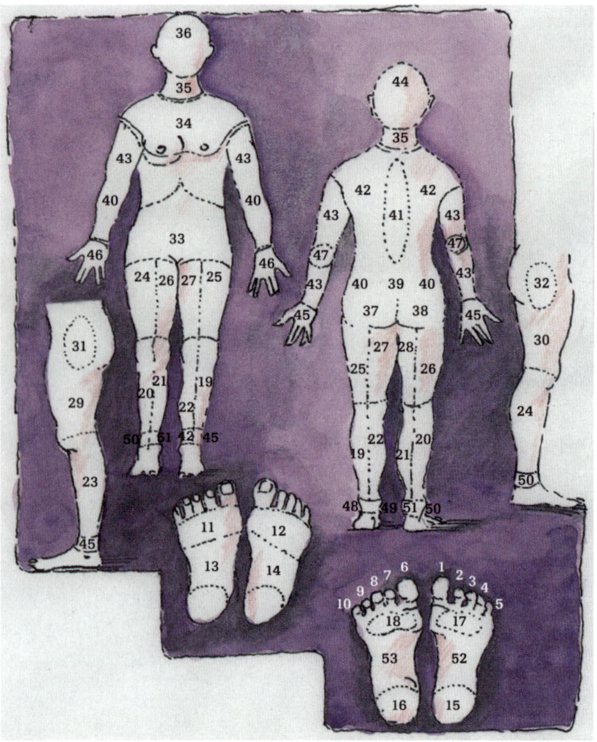

Bemerkungen:

Unterschrift:

Wundbeschreibung

	Lokalisations-nummer	Wundtiefe*	Tiefe (cm)	Fläche (cm²)	Zustand**	Infektion
Wunde 1	20	3mm		80	1,2	Ja
Wunde 2						
Wunde 3						

Wundtiefe*
1 = Epidermis, Dermis
2 = Subkutis
3 = Faszie, Muskeln
4 = Sehnen, Knochen

Wundzustand**
1 = Nekrose
2 = Fibrin
3 = Granulation
4 = Epithel

Wundinfektion
1 = Nein
2 = Ja

Abstrich am:

Wundbehandlung

	Débridement	Spülung	Verband	Zusätzliche Massnahmen
Wunde 1				
Wunde 2				
Wunde 3				

Débridement
1 = mechanisch
2 = autolytisch
3 = enzymatisch
4 = Sonstige

Spülung
1 = NaCl
2 = Aqua
3 = Ringer
4 = Sonstige

Verband
1 = Alginate
2 = Folien
3 = Hydrogele
4 = Hydrokolloide
5 = Kompressen
6 = Schaumstoffe
7 = Vakuumversiegelung (PVA-Schwamm)
8 = Sonstige

Zusätzliche Massnahmen
1 = Kompression
2 = Druckentlastung
3 = Mobilisation
4 = Sonstige

WUNDVERLAUF

Wundtiefe*
1 = Epidermis, Dermis
2 = Subkutis
3 = Faszie, Muskeln
4 = Sehnen, Knochen

Wundzustand**
1 = Nekrose
2 = Fibrin
3 = Granulation
4 = Epithel

Wundinfektion
1 = Nein
2 = Ja

Abstrich am:

Behandlung

Débridement
1 = mechanisch
2 = autolytisch
3 = enzymatisch
4 = Sonstige

Spülung
1 = NaCl
2 = Aqua
3 = Ringer
4 = Sonstige

Verband
1 = Alginate
2 = Folien
3 = Hydrogele
4 = Hydrokolloide
5 = Kompressen
6 = Schaumstoffe
7 = Vakuumversiegelung
8 = Sonstige

Zusätzliche Massnahmen
1 = Kompression
2 = Druckentlastung
3 = Mobilisation
4 = Sonstige

Datum		Wund-tiefe*	Tiefe (cm)	Fläche (cm²)	Wund-zustand**	Wund-infektion	Behandlung D	S	V	Z	Konsile	Foto	Hz	Bemerkung
Foto .9.) 21.2.		3			1,2	2						X		
oto .1.) 21.2.		1			4	1						X		

Verlaufsfoto bitte einkleben und mit Datum versehen

WR = Wundrand
WU = Wundumgebung

Foto 11.9.

Datum:

Bemerkungen:

WR: zerklüft, unregelmässig
WU: ödematös, gerötet, schlecht durchblutet, trocken
Exsudationsgrad: feucht

Verlaufsfoto bitte einkleben und mit Datum versehen

Datum:

Bemerkungen:

Verlaufsfoto bitte einkleben und mit Datum versehen

Foto 9.1.
WR: epithelisiert

WU: trocken, schuppig Krusten, dünn

Datum:

Bemerkungen:

Quelle: Coloplast Deutschland

7.2 WCS – Klassifikation

WUNDSTADIEN NACH WCS – MOD. G. KAMMERLANDER 1996/2001©

	Kriterium 1: Interpretation der Farben	**Kriterium 2:** Erkennen des Exdudationsgrades
	**schwarz** (Nekrose)	– schwarz (nekrotisch) trocken – schwarz (nekrotisch) feucht-nass – Rand der Nekrose fest verbacken – Rand der Nekrose teilweise locker
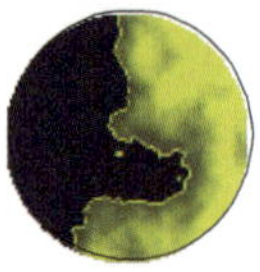	**schwarz-gelb** (Nekrose + Fibrinbelag)	– trocken – feucht – nass
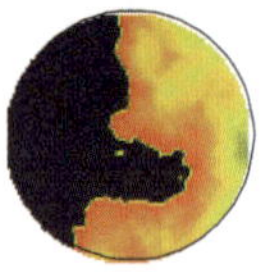	**schwarz-gelb-rot** (Nekrose + Fibrinbelag + Granulation)	– trocken – feucht – nass
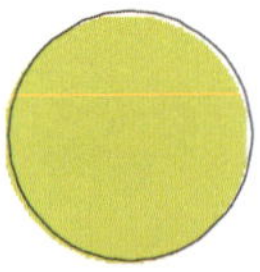	**gelb** (Fibrinbelag)	– trocken – feucht – nass
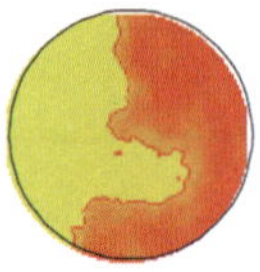	**rot-gelb** (Granulation + Fibrinbelag)	– trocken – feucht – nass
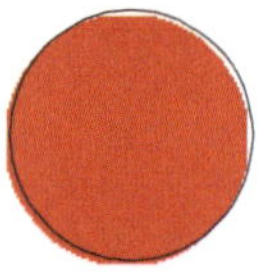	**rot** (Granulation)	– trocken – feucht – nass
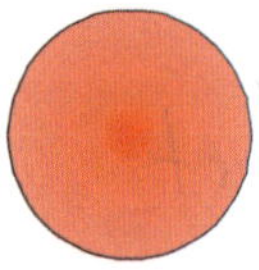	**rot-rosa** (Granulation + Epithelisation)	– trocken – feucht – nass
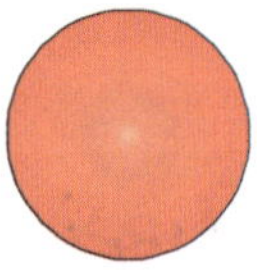	**rosarot** (Epithelisiert)	– instabile, dünne brüchige Haut – teils ekzematisierte Haut – trockene Haut – normale Hautkonsistenz

Kriterium 3:
Erkennen von möglichen lokalen Infektzeichten

Infektion?

Quelle: Gerhard Kammerlander (1998): Lokaltherapeutische Standards für Hautwunden. Wien: Springer.

‹http://wfi.ch›

7.3 Händedesinfektionsstandard gem. CEN pr.EN 1500

Händedesinfektion in sechs Schritten

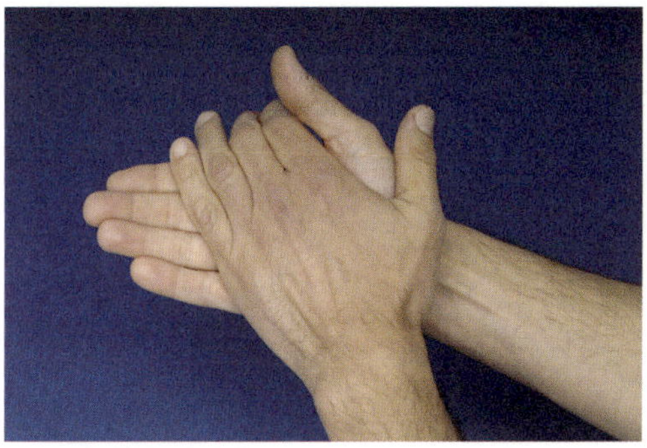

1. Schritt: Handfläche auf Handfläche

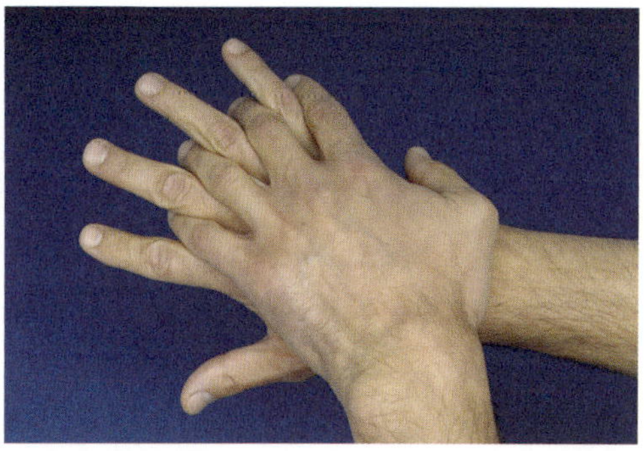

2. Schritt: Rechte Handfläche über linkem Handrücken und linke Handfläche über rechtem Handrücken

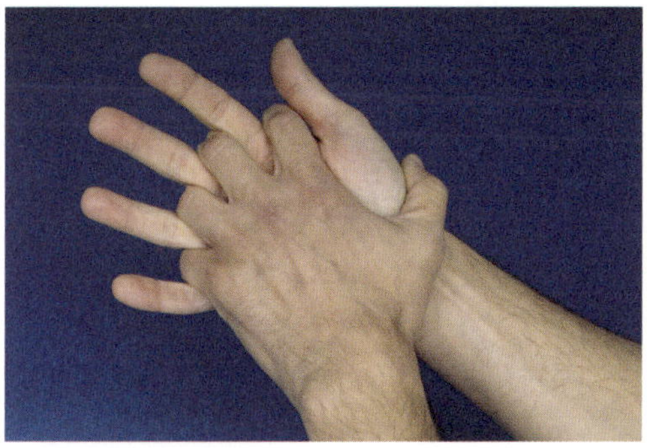

3. Schritt: Handfläche auf Handfläche mit verschränkten, gespreizten Fingern

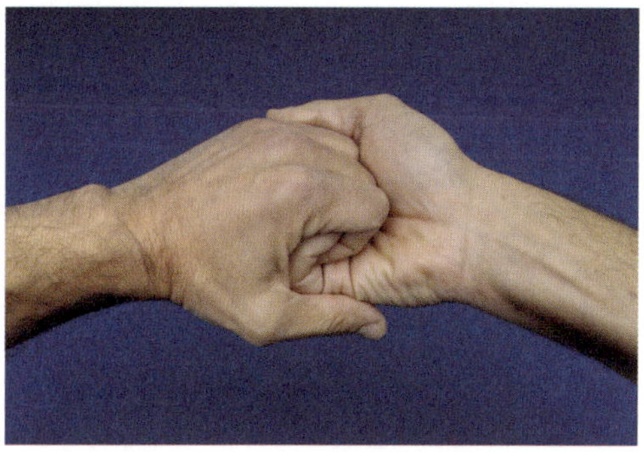

4. Schritt: Aussenseite der Finger auf gegenüberliegende Handfläche mit verschränken Fingern

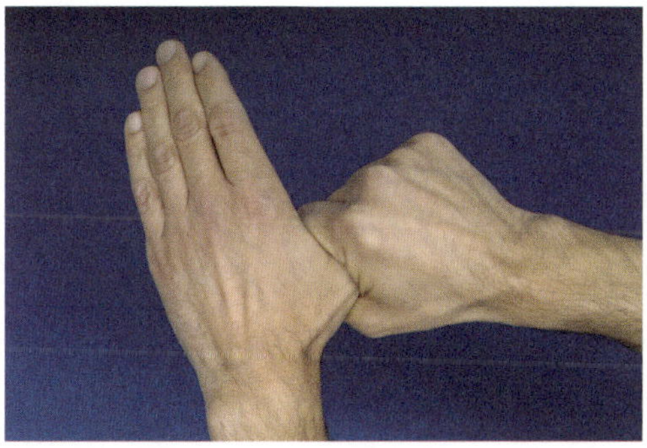

5. Schritt: Kreisendes Reiben des rechten Daumens in der geschlossenen Handfläche und umgekehrt

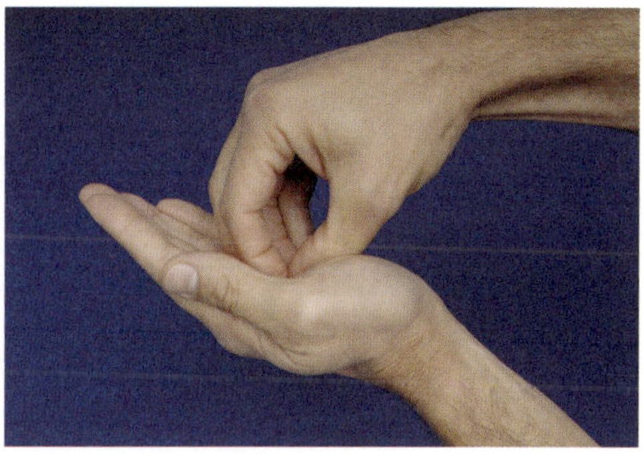

6. Schritt: Kreisendes Reiben hin und her mit geschlossenen Fingerkuppen der rechten Hand in der linken Handfläche und umgekehrt

Desinfektionsmittel in die hohlen, trockenen Hände geben. Nach dem oben aufgeführten Verfahren das Produkt 30 Sekunden in die Hände bis zu den Handgelenken kräftig einreiben. Die Bewegungen jedes Schrittes fünfmal durchführen. Nach Beendigung des sechsten Schrittes werden einzelne Schritte bis zur angegebenen Einreibedauer wiederholt. Im Bedarfsfall erneut Hände-Desinfektionmittel entnehmen. Darauf achten, dass die Hände die gesamte Einreibezeit feucht bleiben.

‹http://www.uni-ulm.de›